按壓腳底，就能簡單地進行健康檢查，
按壓、揉捏這個部分，給予刺激，也能產生效果，
使身體恢復元氣！

完全圖解
腳底健康法

健康研究中心　主編

區域檢查（按壓時，覺得疼痛處畫×）

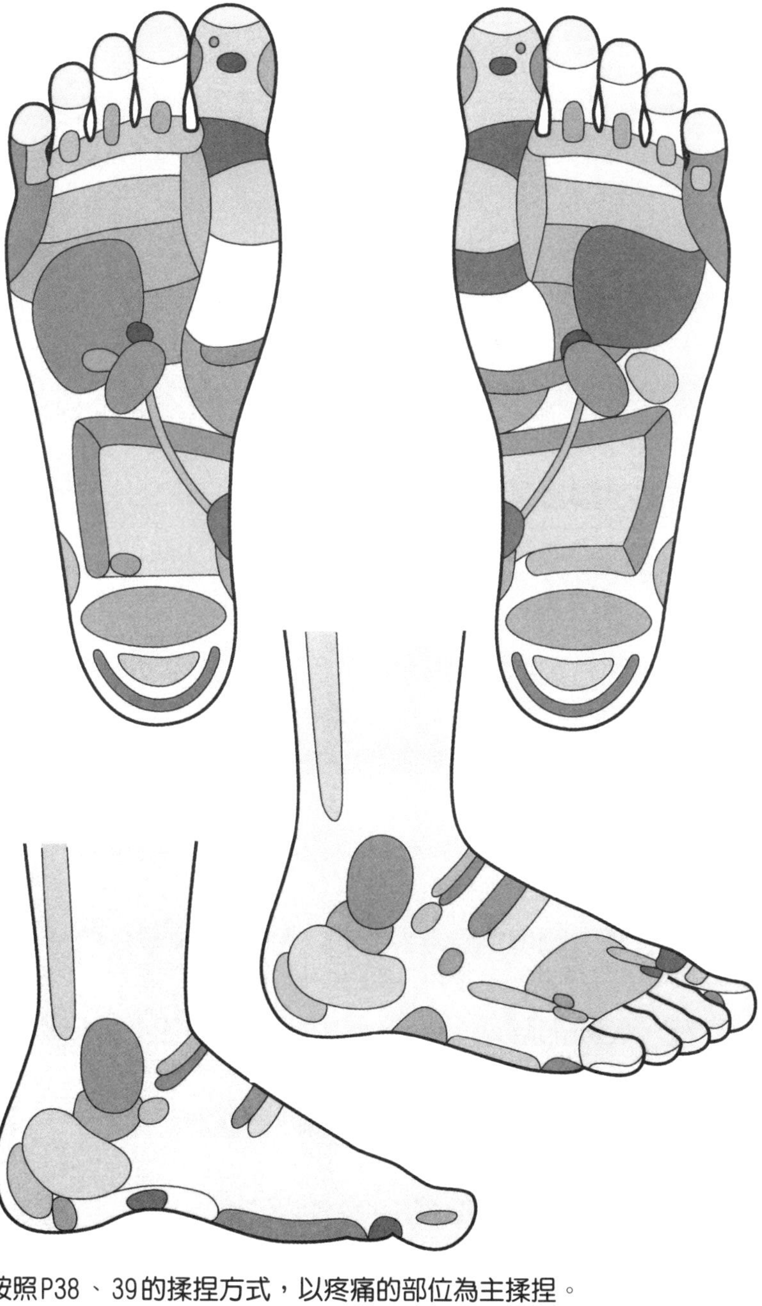

按照P38、39的揉捏方式，以疼痛的部位為主揉捏。

捏腳舒暢病例

自己填寫的健康檢查表

姓名		性別		年齡	

★如果以下記腳的症狀有符合的項目，請打開參照頁數，進行捏腳。

症　狀	檢查	參照頁
經常站著腳會浮腫		→P.44
經常走路腳會疲倦		→P.46
在寒冷地方腳會發冷		→P.48
持續同樣姿勢而腳發麻		→P.50
腳底心會疼痛的腳		→P.54
容易流汗，腳臭		→P.56
脫皮，乾燥的腳		→P.58
穿了不合腳的鞋子而被勒緊的腳		→P.60
腳跟或腳底長水泡的腳		→P.64

捏腳注意點

＊先塗抹乳液或油等，使其滑順之後再進行。

＊捏完之後，腳不可著涼。

＊捏腳結束之後，喝500CC的白開水更有效。

＊飯後30分鐘，避免捏腳。

＊懷孕中要避免自體療法，要請教專門醫師。

＊生病時，或極端疲勞時，不可以捏腳。

備　註

左腳腳底區域

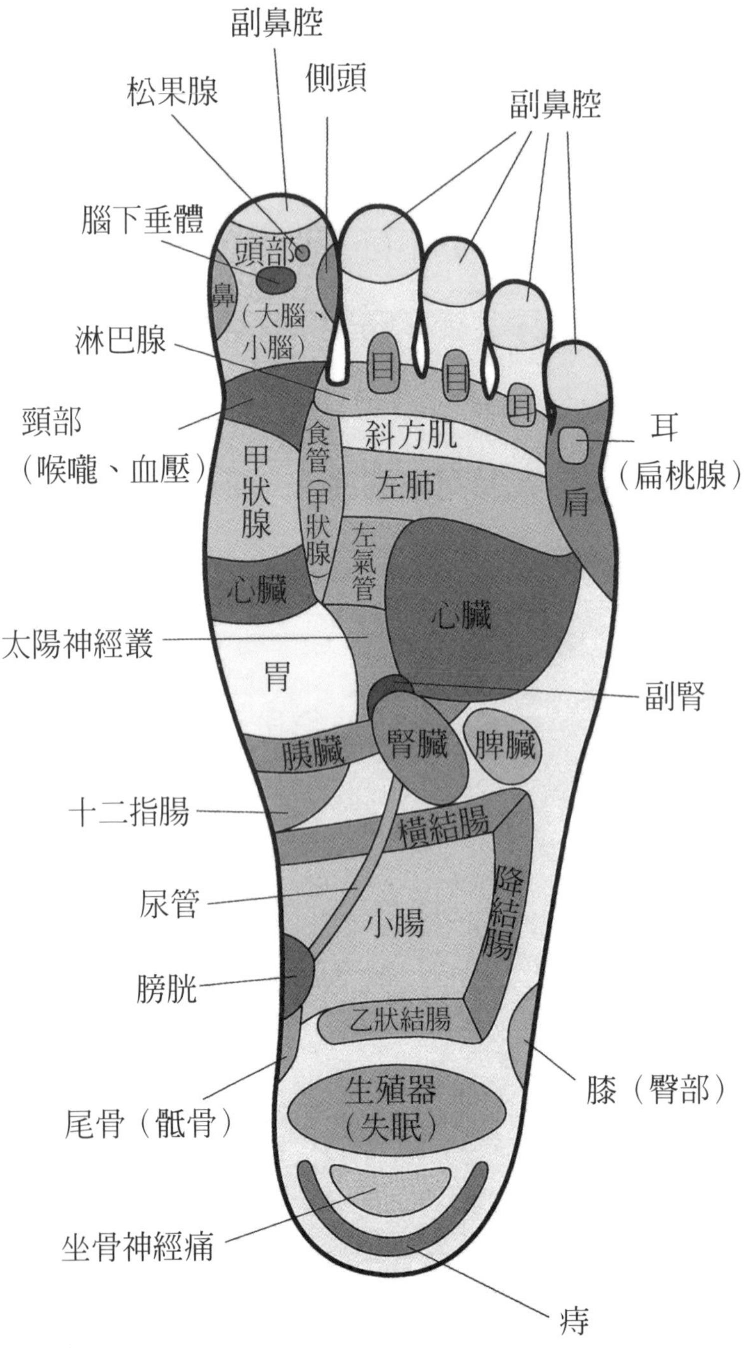
副鼻腔
側頭
松果腺
副鼻腔
腦下垂體
頭部
鼻
（大腦、小腦）
淋巴腺
目
目
耳
頸部（喉嚨、血壓）
斜方肌
食管（甲狀腺）
甲狀腺
左肺
耳（扁桃腺）
肩
左氣管
心臟
心臟
太陽神經叢
胃
副腎
胰臟
腎臟
脾臟
十二指腸
橫結腸
降結腸
尿管
小腸
膀胱
乙狀結腸
膝（臀部）
生殖器（失眠）
尾骨（骶骨）
坐骨神經痛
痔

右腳腳底區域

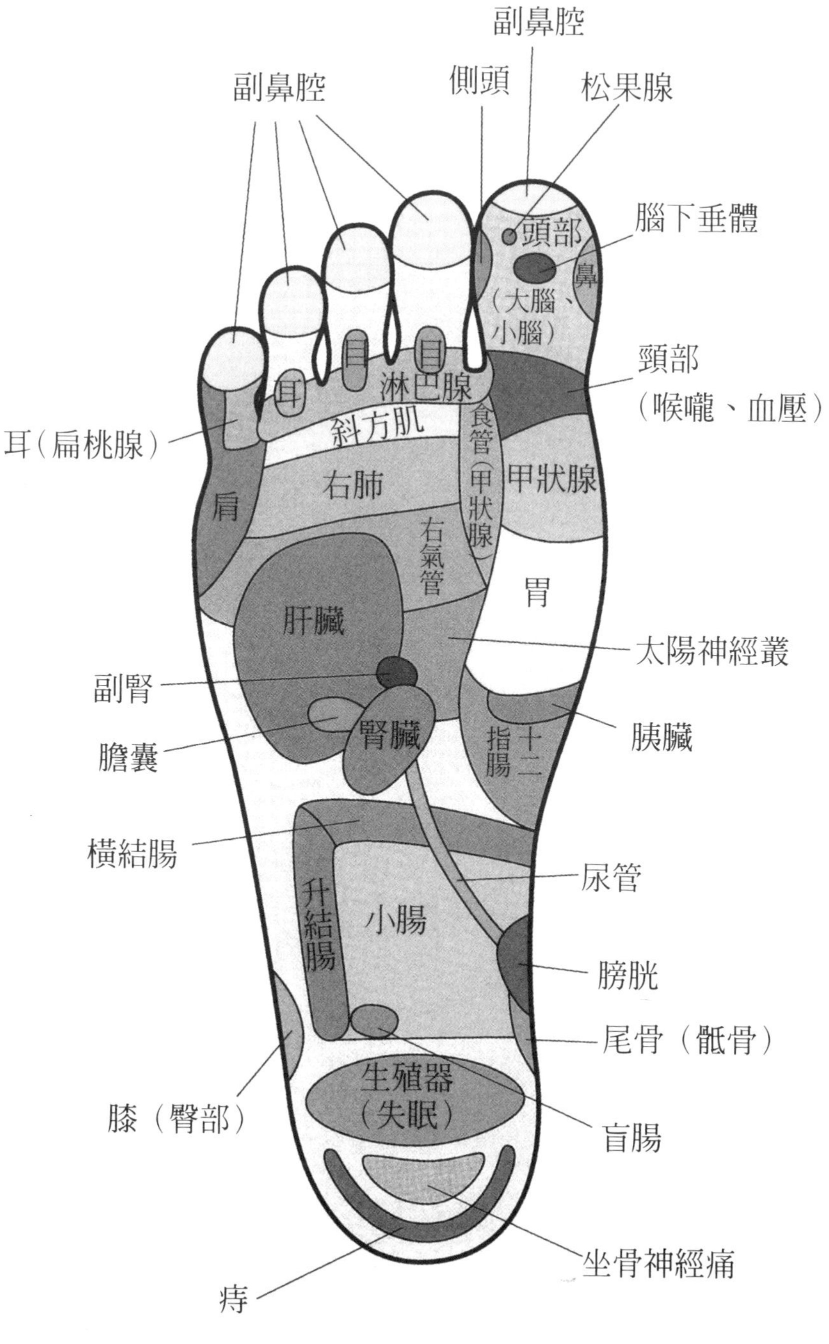
副鼻腔
側頭
松果腺
副鼻腔
頭部
腦下垂體
鼻
（大腦、小腦）
頭部（喉嚨、血壓）
目
目
耳
淋巴腺
斜方肌
耳（扁桃腺）
食管（甲狀腺）
甲狀腺
右肺
肩
右氣管
胃
肝臟
太陽神經叢
副腎
腎臟
胰臟
膽囊
十二指腸
橫結腸
尿管
升結腸
小腸
膀胱
尾骨（骶骨）
膝（臀部）
生殖器（失眠）
盲腸
坐骨神經痛
痔

腳背外側區域

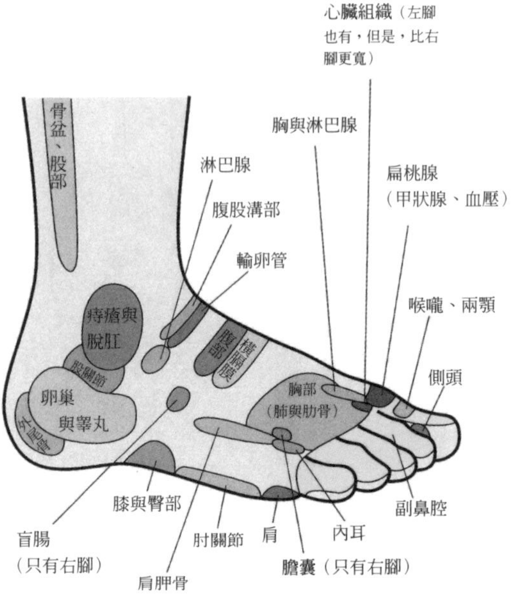

腳背內側區域

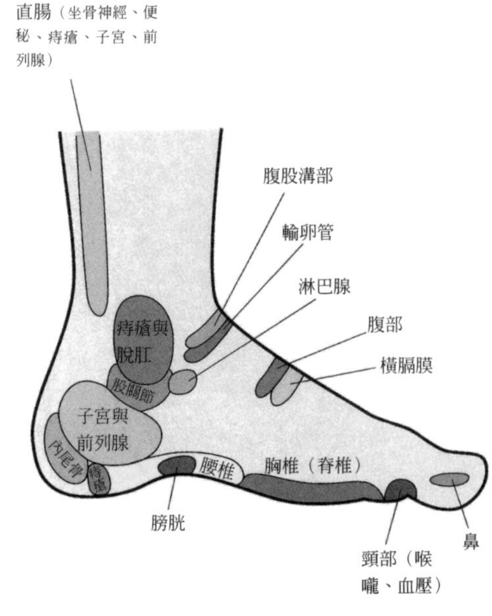

前言：利用你的腳底檢查健康

最近，腳疲憊的人非常多。在我的治療所，有很多人因為腳疲憊而出現肩膀痠痛等身體的疼痛，眼睛疲勞及內臟失調的症狀。

原因之一就是穿鞋子的時間太長了。原本，人類最早是赤腳的，穿著用皮包住的皮鞋就好像綁住身體一樣。看似時髦的鞋子，如果持續穿著，反而對身體有害。

「但是，只是腳疲倦嗎？會感覺疼痛、浮腫。為什麼與身體的失調有關呢？」

——也許有的人會有這樣的疑問。為什麼腳的疲勞會導致身體的失調呢？

事實上，兩腳腳底就好像是人體一樣。身體所有的器官都集中在腳底，這個部分稱為區域（反射帶或反應帶）。

簡單地說，區域就是器官的出差所。有鼻或胃痛的毛病時，只要對反應胃或鼻子的區域加以刺激，就能治好鼻塞，而且能使胃痛減輕。

你的腳疲憊情形和體調如何呢？檢查一下你的健康度吧！

稍微用力按壓右腳腳底，用拇指指腹或利用前端有圓形的棒子按壓整個腳底，覺得如何，有沒有稍微感覺疼痛的部分呢？

如果有感覺疼痛的部分，或比其他部分更爲僵硬，則是該區域所發出的危險訊號。與此部分對應的身體器官孱弱、疲憊，才會出現這種現象。

按壓腳底，就能簡單地進行健康檢查，不只如此而已，按壓、揉捏這個部分，給予刺激，則體內也能對應地產生效果，使衰弱的部分恢復元氣。

當然，不單只是治療失調而已，即使身體沒有失調的現象，藉著捏腳，也能得到一種清鬆的舒暢感，能夠將刺激從區域傳達到內臟各器官，從身體內側維持健康，就不容易罹患疾病。

脫掉鞋子，在睡前進行按壓腳底——即腳底按摩（捏腳）——光是這樣就能熟睡。而且，清醒時覺得清爽，過著舒暢的每一天。此外。本書不只介紹區域的刺激法，同時，也介紹對症狀有效的簡單方法，可以一併作爲參考。現代人無法脫離鞋子，因此，藉著捏腳可使其完全放鬆，如此一來，對於維持健康而言，會形成很大的幫助。

●利用腳底檢查你的健康度●

按壓，覺得疼痛處，表示內臟疲倦

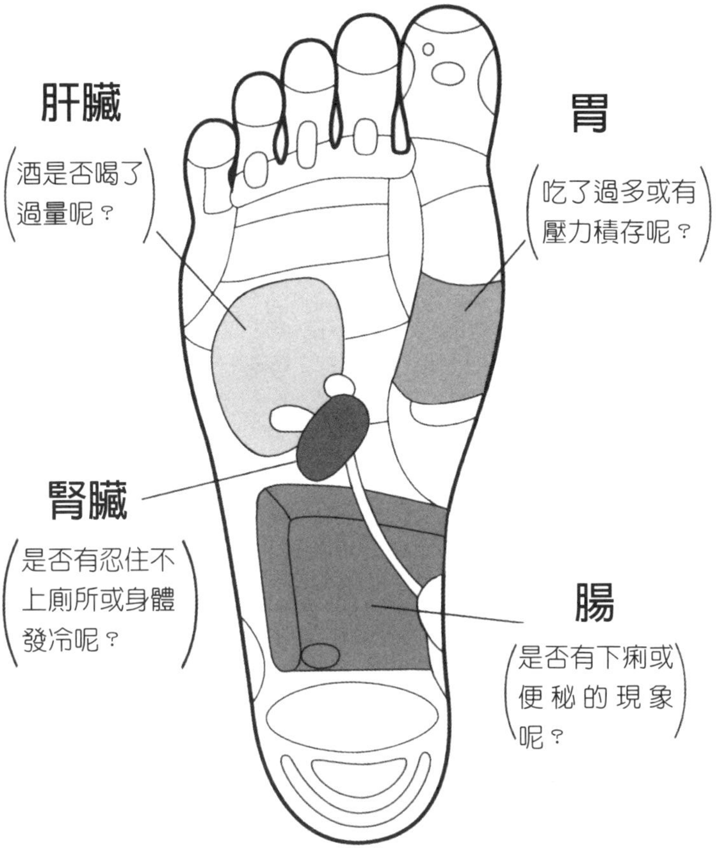

目錄

1章 當場有效的捏腳祕訣／41

終章 上海式24小時健康「充滿活力的腳！」／163

附錄　腳的趣味雜學

序章

只要去除「積存在腳底的疲勞」，便能使全身維持在最佳狀況！

★壓力、疲勞、打個人電腦的疲勞……「上海式」最好。

▼身體的失調全都是從腳開始的

有位年輕女性到我的診療所來，年齡大約25歲左右，臉上表情看起來有點疲勞，而且，眼睛陰鬱。這位女性，小聲地說，只要轉動脖子，肩膀就會痠痛……

我看著這位女性。

「爲妳做肩膀按摩，不過，在此之前，先捏腳吧？」問她。

「我是肩膀痠痛吔，幫我捏肩膀好了。」

這位女性還是小聲地回答。但是，我看到她的腳之後，我認爲，**與其揉捏肩膀，還不如揉捏腳更為有效**。**因為她的腳有一點「浮腫」**。從鞋子可以看到的腳背的部分，稍微隆起。

「先捏腳好了，再捏肩膀，不會另外收費的。」

說著，讓這位女性坐在捏腳用的椅子上。

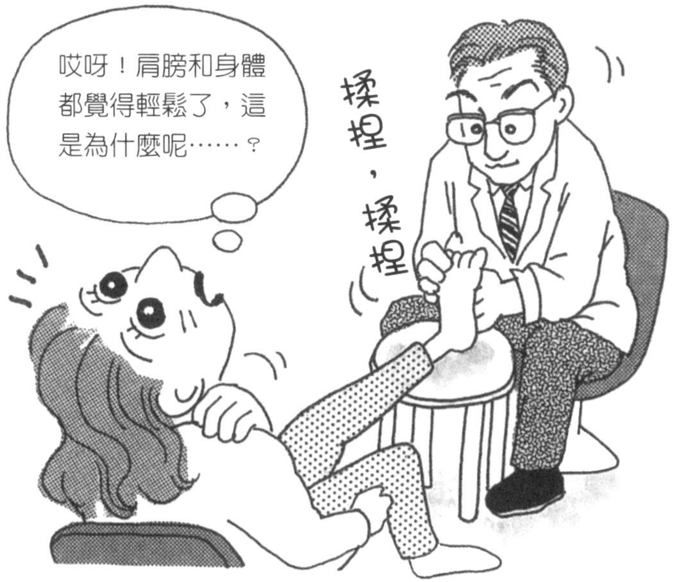

接觸腳時，發現這位女性的內臟非常疲憊。她的臉色不好就是因爲內臟疲憊。當然，**肩膀痠痛也是內臟疲憊的訊息**。

我仔細地對腳底區域進行按摩，有時聽到她發出嗚的聲音，但是，我不理會，繼續對她按摩。左右腳捏了15分鐘以上，原本**僵硬的腳底變得柔軟**，發冷的指尖也恢復了溫暖。

「覺得怎麼樣？」

「覺得腳好像變輕了，稍微有點痛，但是，肩膀也覺得輕鬆了……」

據她的描述，捏腳，結果肩膀緊繃的現象減輕了，而且，腳好像恢復了血氣似的，覺得有點痲痲的，知道血液在循環。

「哦！」她繼續說道，「我覺得很舒服，真爽快，是一種幸福感吧！今後我還可以持續努力地工作了……」

的確如此。**捏腳之後，不單是腳輕鬆了，全身都能夠充滿活力，連眼神都改變了**。極端的說，變得美麗了。

我好像聽到有人說「怎麼可能呢」——但是，這是真的。光是捏腳，就能去除肩膀痠痛、浮腫等現象，而且，覺得很舒服，變漂亮了——爲什麼我敢這麼說呢？我會告訴你這個祕密。

在此之前，我想先說一下，關於現代人的鞋子與腳。

▼現代人與鞋子的適合度太過度了

現代人認爲穿鞋子是理所當然的事情，這已經是幾年來的現象了呢？

古時候的人以前是穿草鞋、木屐，後來變成穿鞋子。穿鞋子也只限於部分特權階級才有這樣的權利，一般庶民仍然是穿草鞋、木屐。

雖然經過一段時期，但是，主流仍然不是鞋子，除了到公司去或外出時才會穿鞋子，這種情形持續到一九五五年大約前半期。

現在，很少看到人穿木屐了吧。在城市中走路的年輕人，腳上穿的都是鞋子，亦即這30年來，人們已經流行穿鞋子了。

所以，我認爲現代（東方人）人理所當然有穿鞋子的習慣，事實上，也只有30～40年的歷史而已。

那麼，爲什麼東方人在以往沒有穿鞋子的文化呢？

雖然不知道決定性的研究，但是，我認爲是地理環境上，有著濕度較高的氣候及東方人的腳背較寬、較高等腳的特徵所造成的。

像濕度較高的氣候，任何人也不會產生想要包住腳的想法。因爲，如果包住腳，會造成悶熱，產生不快感。同時在農耕時代中，水田的牽作，鞋子眞是派不上用場，反形成一種累贅呢！

東方人腳背既寬且高，不適合穿鞋子，只要看木屐就可以了解了。木屐是幅度較寬的板子，加上一條帶子做成的，並沒有什麼特別的大小（只分男女或大人用、小孩用而已）。所以，木屐可以說是加入了幅度較寬、腳背較高的腳來計算的鞋子。

因此，腳形不適合穿鞋子的人，是否能習慣穿鞋子的生活呢？

答案是否定的。

例如外反拇趾。現在視爲理所當然的腳的變形，在以前根本是聞所未聞的事情。這可能是養成穿鞋子的習慣之後才開始有的毛病。另外，還有磨破腳或腳的浮腫等等，關於腳的不快感很多。

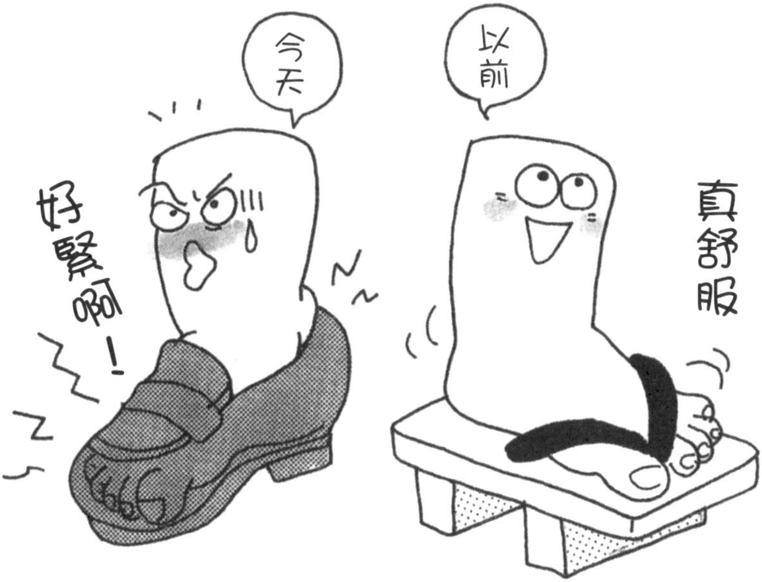

但是，現代生活無法放棄鞋子，不光是實用性，在寒冷的冬天，穿靴子看起來非常好看，擁有時髦的裝扮……

我想，不管是哪一位女性，都會想要嘗試一下。

充分享受穿鞋的樂趣，但是，為了避免有不快的感覺，有沒有什麼好的辦法呢？**祕密就在於你的腳底。**

▼腳底與內臟有關

「腳會出現身體失調的訊息」——這一點，人類很久以前就知道了。紀元前二五〇〇年的埃及，會藉著捏腳來治療身體失調的現象。而在石壁的浮雕壁畫，至今仍有這種畫像殘留著。

古印度的佛教醫學——阿尤爾威達，也記錄著按摩腳能治療身體失調的內容。發展出來的就是印度的「穴道」的想法。現在在印度美容沙龍進行的美容法當中，當然也包括腳的按摩法在內。

深入研究，使用這種按摩健康術的國家就是古代中國。古代中國將印度的佛教醫學再發展成爲獨特的中醫學（傳統的中國醫學漢方）。我們視爲當然的「穴道」及其通路「經絡」等，可以說在中醫學中加以完成。

其中也有關於腳底集中身體所有穴道的想法。**把兩腳腳底視為人體，各自有區域**

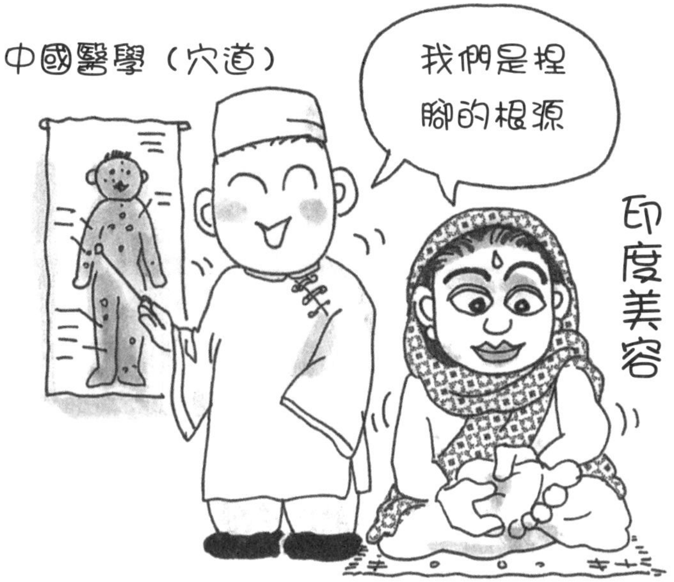

（反射帶）出現，這就本書前彩色圖片中腳底的區域圖。

但是，認爲腳底集中了身體所有一切的這種想法，在中醫學中並非主流，主流是「穴道」與「經絡」，因此，進行經絡的研究。而另一方面，關於腳底區域的研究，並沒有突顯出來。

受到中醫學，也就是漢方影響的日本，在穴道和經絡方面已經得到了認同。而關於腳底區域卻是未知的範圍。

在美國，重新評估腳底區域的價值。美國印第安療法當中，有時用腳底區域的療法，這是某個研究家發現的方法。從此以後，在「一整天穿著鞋子的國家」美國，發展爲獨特的民間療法。

爲什麼美國印第安人會把腳底區域當成健康療法來使用呢？這只是我個人的看法。我認爲在古代中國研究的腳底區域，從西伯利亞經過阿拉斯加，而傳到北美大陸吧！美國印第安人外觀看起來是東方人種，可能在古代的某個時期，從亞洲大陸，進行民族移動而移到美洲大陸去。

成爲美國民間療法的腳底區域刺激療法，稱爲「腳底療法」，在歐美等全世界擴展開來。歐美也有區域療法的專門醫師，解救因慢性病而痛苦的人類。

由此可知，**整個世界都承認「腳底是集合身體所有器官的場所」**。

▼我建議採用「上海式」的理由

美國的英格哈姆女士發表了《STORIES THE FEET HAVE TOLD THRU REFLEXOLOGY》（腳訴說一切）這本書。提出了腳底與內臟諸器官的關聯之後，日本才知道腳底的區域療法。此外，接受英格哈姆女士指導的德國馬爾卡特女士，在一九七四年，發行《腳的反射療法》，在全世界各地掀起了腳底療法的旋風。

我當時看到這些著書，開始研究腳底健康法。這些作品全是西歐的著作，但是，我確信，應該存在著與穴道和經絡之國——中國，具有同樣系統的療法。

過了幾年之後，我爲了搜集資料，到中國上海去造訪。正如我所想的，在上海也進行英格哈姆女士和馬爾卡特女士同樣的「捏腳方法」。

上海的做法是先按摩整個腳，從腳趾的根部到腳跟揉捏、按壓，對於特別有症狀的人，則配合症狀，進行以區域爲主的治療。患者訴說的症狀，有慢性病、急性的疼痛，多彩多姿。上海的捏腳能夠對應各種症狀。

捏腳對於區域的刺激，能夠處理廣泛的失調症狀，並非說它是萬能的，捏腳不能當作治療，應該當作健康法，即不罹患疾病的預防方法。

在上海，捏腳是一種健康法，有很多人坐在走廊上捏自己的腳，原本就是「穴道國」中國，因此，這些健康法可能是孩提時代就模仿大人而實行的吧！

如果清楚病名是什麼，例如高血壓的人，只要刺激腳底的區域，便能抑制高血壓。這種例子屢見不鮮。當然，具有不使其惡化的效果。不過，還是必須配合西方醫學及食物療法，再刺激區域，更能得到好的效果。

捏腳特別有效的是像疾病又並非疾病的狀態——例如肩膀痠痛、身體發冷等，能夠使身體不快症狀全都改善、消除。

對於這些身體的失調，在上海進行的健康法，最好的就是捏腳。

爲什麼呢？因爲刺激腳的區域，就能夠使內臟等全身活性化，心情爽快。

就是中醫所說的「未病」——罹患疾病之前的狀態，是指疾病還沒有出現在身體

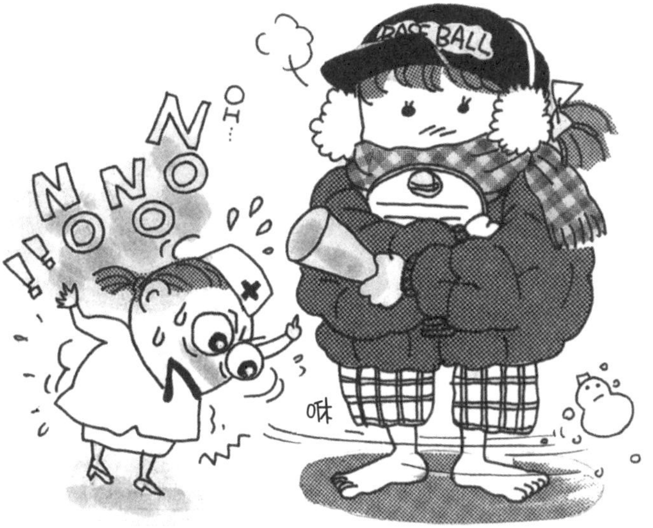

預防感冒才是萬全之策

表面的狀態——能夠有效地加以改善及消除的方法。

亦即藉著刺激區域，就能使處於未病狀態的身體活性化，增強自然治癒力，使器官恢復正常狀態。這種想法與穴道和經絡是相同的。

問題在於給予刺激的方法，不是隨便的捏腳、按壓就可以了。當然，光是這樣就會覺得很爽快。可是，儘量要給予強弱的力量來揉捏、按壓。

配合各種症狀，例如要抑制發炎症狀或疼痛時，或必須提高各機關機能時，刺激的方式也不同。

德國醫學家亞倫特休爾茲的法則，「微弱刺激能鼓舞生物機能；適度刺激，能使機能亢進；強烈刺激則會抑制機能。」捏腳正好符合這個法則。

捏腳的基本，最初要從輕微的刺激開始，慢慢變成強烈刺激。繼而忽強忽弱，變化刺激，變化刺激非常地重要，如果經常使用同一個力量，便無效了。

▼捏腳的魅力在於能夠隨心所欲地得到健康、美容

捏腳的效果有的會立刻出現，有的則會過一、兩個月才會出現，效果具有個人差。有的捏腳一、兩次沒有任何的反應。所以，最重要的是，不要因爲捏腳而想尋求性急的結果，至少持續一個月，或者是隔一天進行20～30分鐘，多花點時間來進行。

一般而言，**捏腳結束之後，全身爽快，腳也溫暖，躺在床上立刻就會睡著**。清醒時，則會感覺十分舒爽。相反的，如果清醒後，仍覺得相當倦怠，表示刺激太強了。此時，必須在短時間內，進行輕微的刺激，尤其淋巴的各區域，刺激過強時，會引起發燒、喉嚨腫脹的現象，必須小心注意。

把捏腳當成日課，持續進行，能夠緩和腳底區域的疼痛，令人擔心的症狀和失調現象都會減輕，同時，實際感受到身體健康了。

你應該藉著次頁的感覺，了解捏腳的好處。

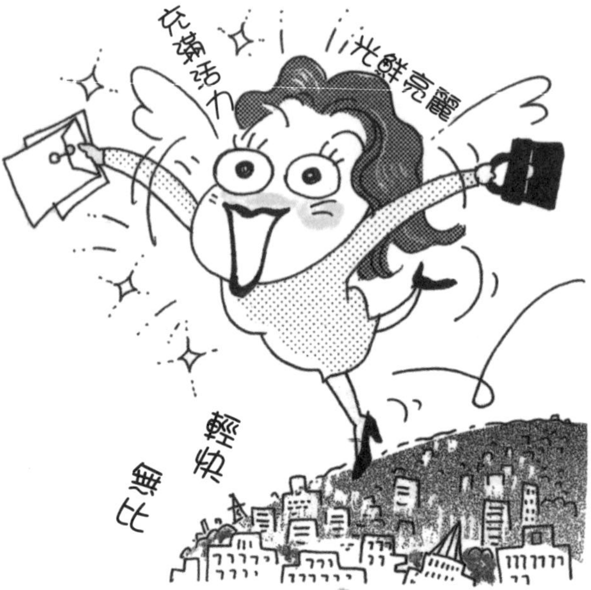

——是的，這就是我最初所說的「變漂亮」的祕密。捏腳會在你身上出現這六大效果，使你成爲健康美人，去除身體的不快感和失調現象，這就是美麗的祕密。

從36頁開始的「注意點」與38頁的「捏腳方法」也要充分參考，相信你從今天開始就能走向健康美人之道。

「捏腳」所帶來的優良效果！

❶心情愉快，變得積極

❷被爽快感包圍，身體輕盈

❸腳的浮腫消除，變細，肌膚光滑

❹沒有黑眼圈，臉部表情柔和

❺眼睛清晰，表情豐富

❻擁有自信，自卑感消失

注意點

❶塗抹天然植物油再進行

為使手腳滑順，可以先塗抹乳液類，最好是塗抹橄欖油等天然植物系列的油。結束之後，不需要沖洗掉。

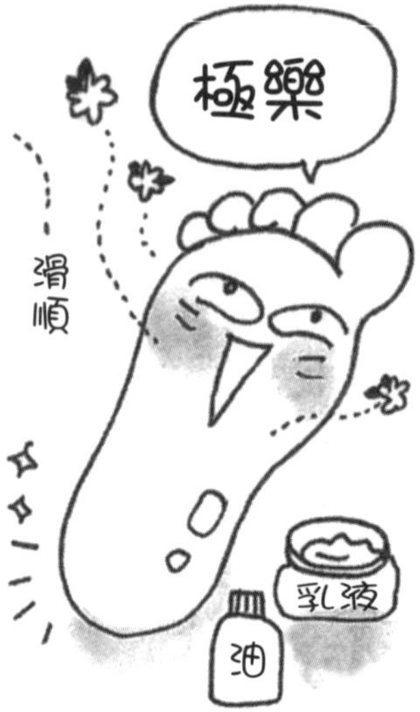

❷捏完的腳不可以發冷

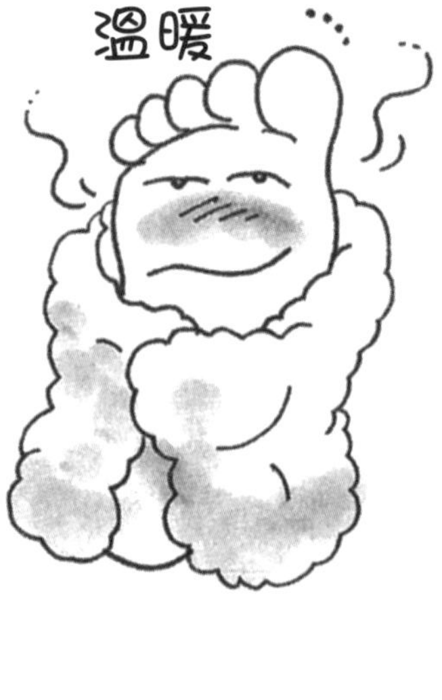

單腳捏完之後，先捏完的腳要用毛巾或毛氈包住，避免發冷，如果房間溫暖，則不要緊了。

❸會得到更好的效果

捏完腳之後，喝500 cc的白開水，效果能迅速出現。不偏食的人或沒有服用強烈藥物的人，效果也會迅速展現。

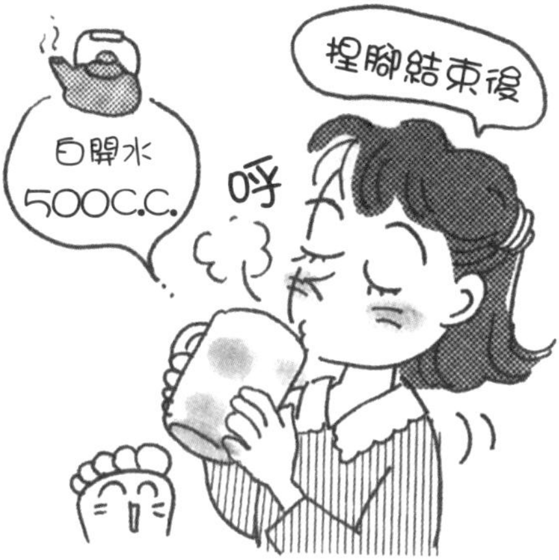
捏腳結束後
白開水
500C.C.
呼

❹這些時刻要停止捏腳

飯後30分鐘及腳長腫疱或受傷時，不可以捏腳。在懷孕中要避免自體療法，必須請專家來進行。當然，生病時或極端疲勞時，也要停止捏腳。

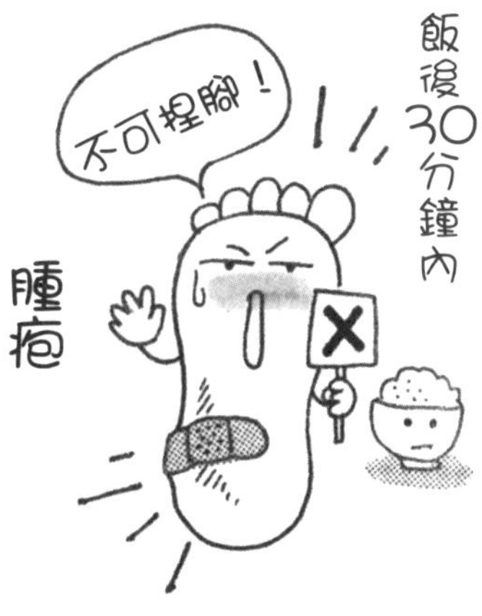
飯後30分鐘內
不可捏腳！
腫疱

按壓疼痛處有效

特效捏腳

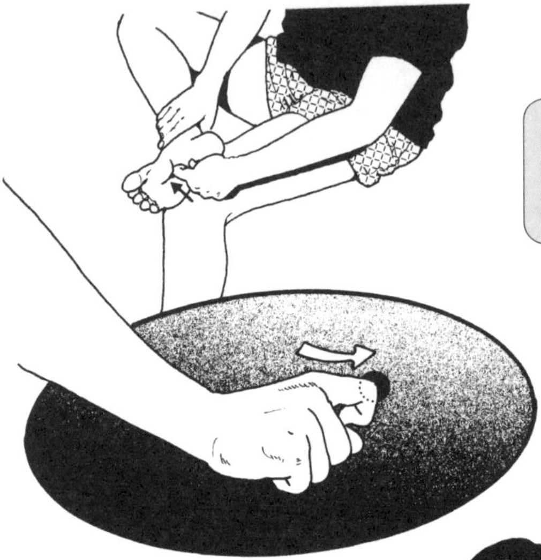

用食指的第二關節

按壓

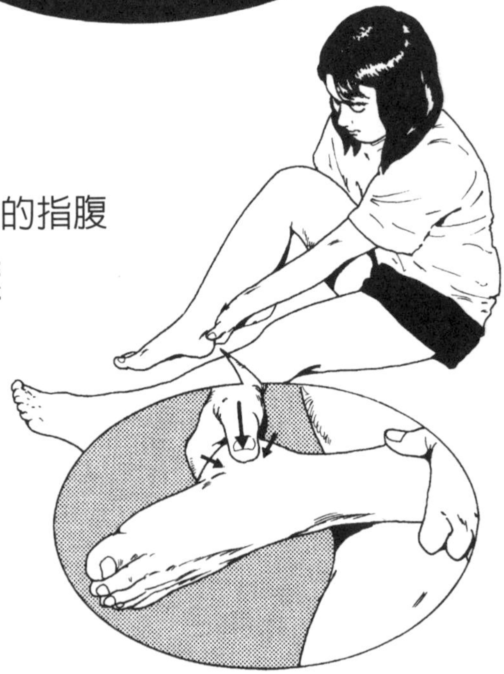

用拇指的指腹

揉壓

感覺舒服的

快感捏腳

按摩腳底

拉長、折疊

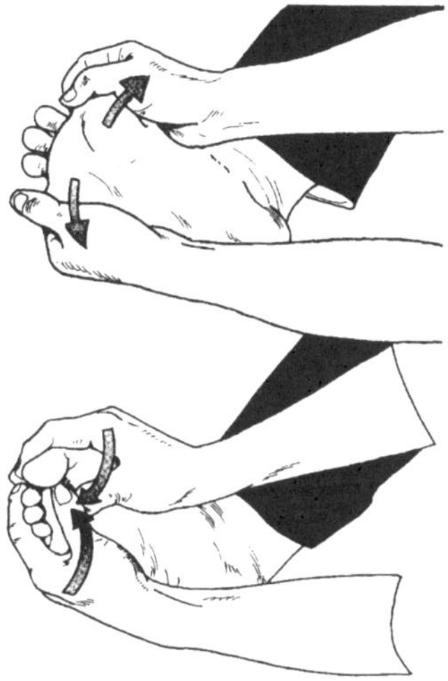

腳趾與手指交叉

抓住轉圈

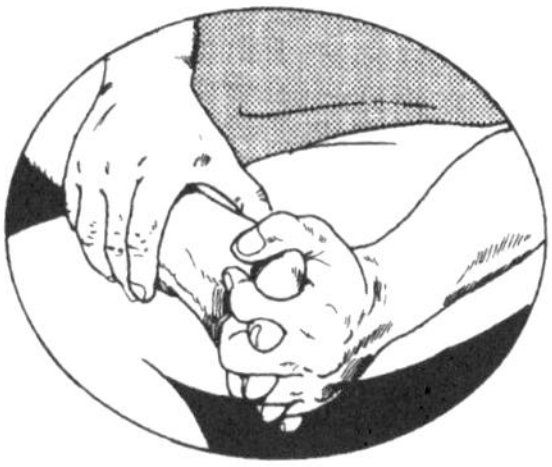

用手掌

揉捏

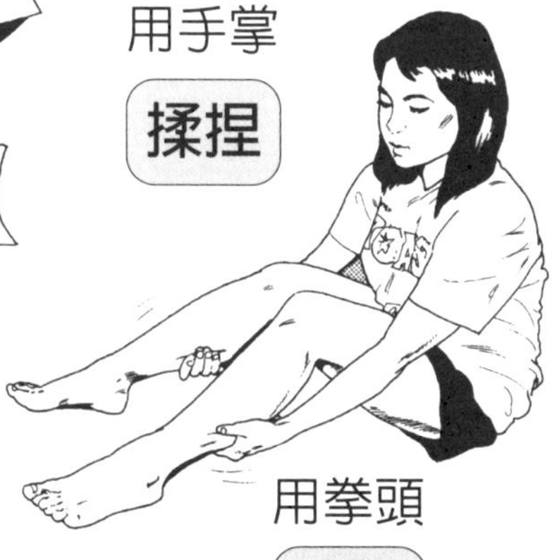

用拳頭

敲打

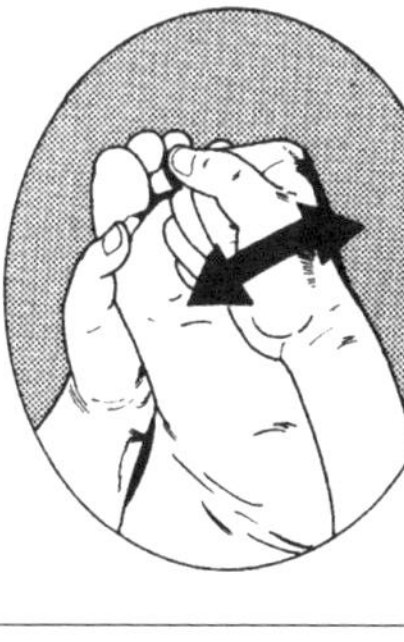

用手指關節

拉扯、轉圈

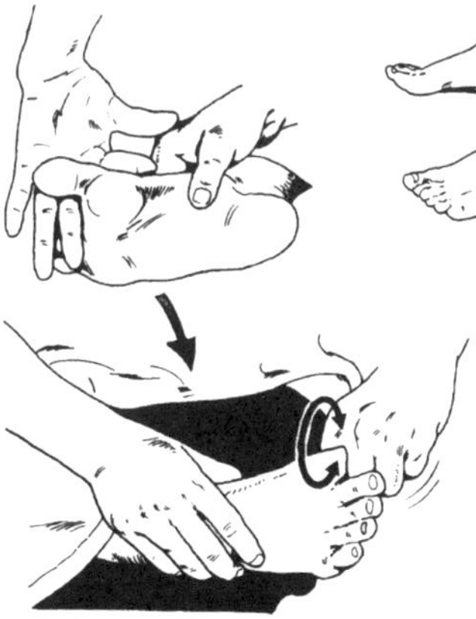

※特效捏腳和快感捏腳交互使用才有效

第1章

★疲累的腳、浮腫的腳、疼痛的腳……「好舒服啊——」

當場有效的捏腳祕訣

●具有每天使內臟都舒服的特效！

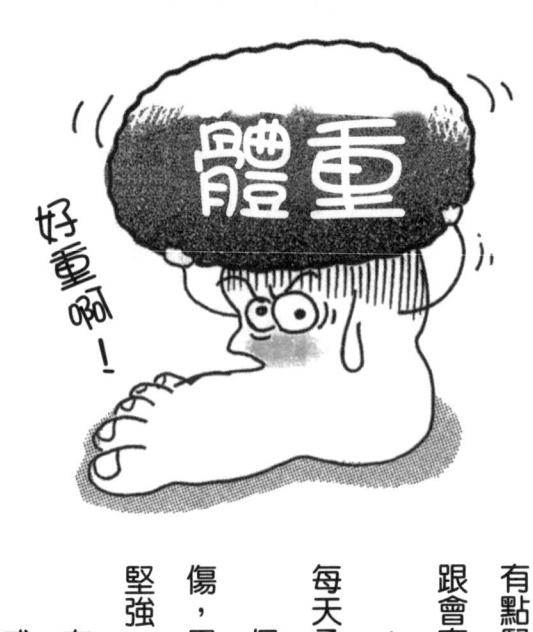

你的腳比你所想的更疲倦。

早上穿起來合腳的鞋子，到了晚上時，是不是覺得有點緊繃呢？會不會覺得腳底心有點疼痛呢？有時，腳跟會有鈍痛感。小腿肚覺得發脹嗎？

……這只是其中一個例子而已。支撐你體重的腳，每天承受超過你體重的力量。

但是，腳非常地強韌，一點點的打擊不會使它受傷，畢竟人類是靠兩隻腳走路的動物，因此，腳非常地堅強。

在現在社會中，堅強的腳卻不斷受到威脅。

威脅腳的包括交通工具的發達。在社會上的人，不可能不利用任何交通工具度過一天。不論到哪裡，可能會坐車、坐巴士、坐計程車。走路距離與十年前相比，

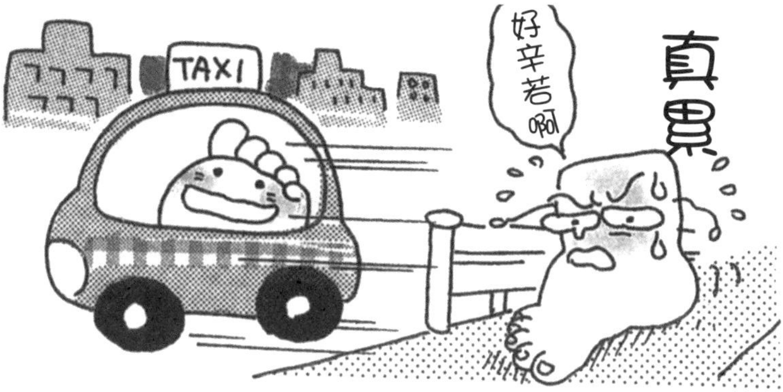

已經減少了很多。

如此一來，人類腳的力量會減弱。最近，年輕人的腳非常苗條，事實上，腳卻比以前更弱了。步行機會減少年輕人腳的肌力，逐漸降低。

稍微走路，腳就會感覺疼痛，即因為這個理由所造成的。

放任不管，則不只是腳，連身體都會有問題。疲憊的腳，必須立刻使其復原才行。去除腳的疲勞，才是維持強壯腳和身體的祕訣。

現在立刻捏腳，讓浮腫、疼痛及緊繃、倦怠的感覺煙消雲散吧！如此，腳和身體便都不會有問題了。

經常站著

腳會浮腫

刺激淋巴腺區，進行水分代謝

長時間持續站立的工作，或一整天坐辦公桌，到了傍晚時，腳會浮腫，穿鞋時，會覺得鞋子很緊，眞的很困擾。

浮腫是因為水分代謝不順暢，積存在皮下組織的多餘水分所造成的狀態。健康的人也可能會發生。如果體調沒有問題，便不用擔心了。藉著捏腳，則可以促進水分的代謝，能夠使腳變得輕盈，而且不會惡化。

方法首先是從腳踝到膝之間的腳，由下往上，朝著心臟的方向，用雙手以摩擦的方式按摩，接著用指腹按壓兩腳腳趾的淋巴腺區，進行按摩。

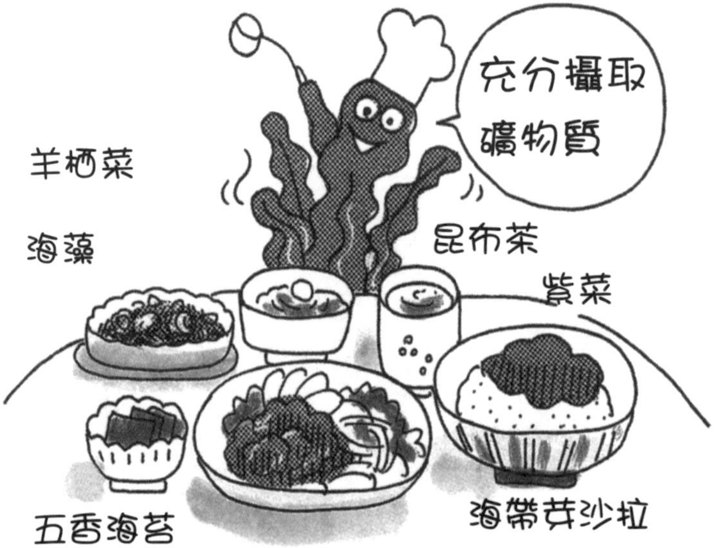

簡單伸展運動

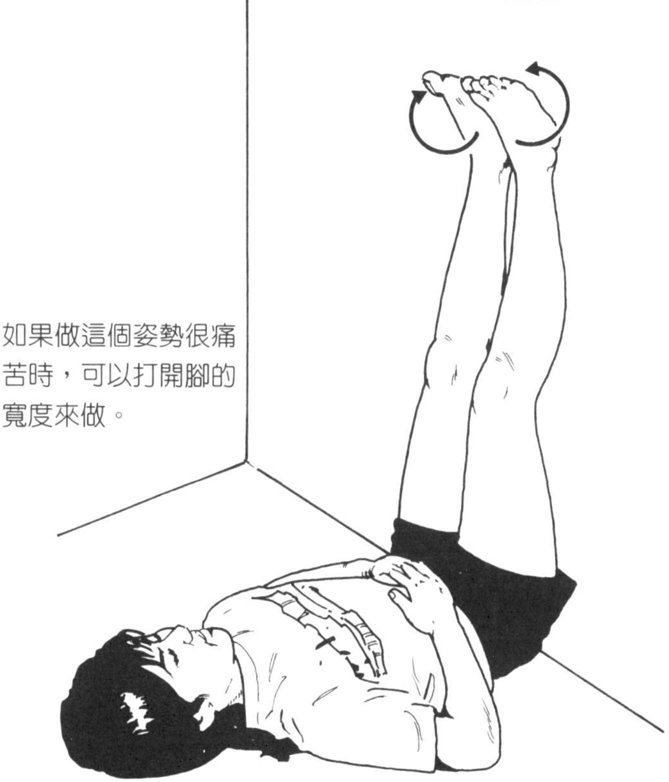

如果做這個姿勢很痛
苦時，可以打開腳的
寬度來做。

《每天的注意點》

＊水桶中各放入40度的熱水及冷水，將腳交互放入（交互溫冷浴）。進行5～10分鐘。

＊泡澡後，腳用冷水淋浴。

＊攝取海草等礦物質豐富的食品。

經常走路而

腳疲倦

罹患疾病之前，先去除疲勞

好久不曾打高爾夫球，到戶外遠足、逛百貨公司……平常沒有走路，突然走很多路，腳發脹，已經不願意走路的狀態，**這表示在肌肉有疲勞物質積存，血液循環不良的狀態，放任不管，會造成肌肉痛，或損傷肌肉**。所以，要藉著捏腳的方式來促進血液循環，去除腳的疲勞。

首先，用雙手充分按摩小腿肚，其次，腳底朝上，張開併攏。腳的疲勞是因使用全身而造成的疲勞。用拇指指腹或前端圓形的棒子按壓整個腳底，若要使用道具，則必須先利用手掌等，溫熱到適合人體肌膚的溫度後再進行較好。

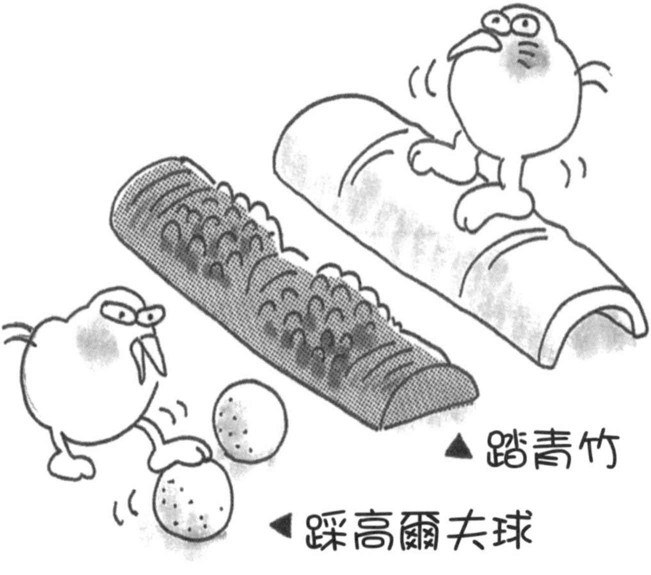

中國穴道刺激

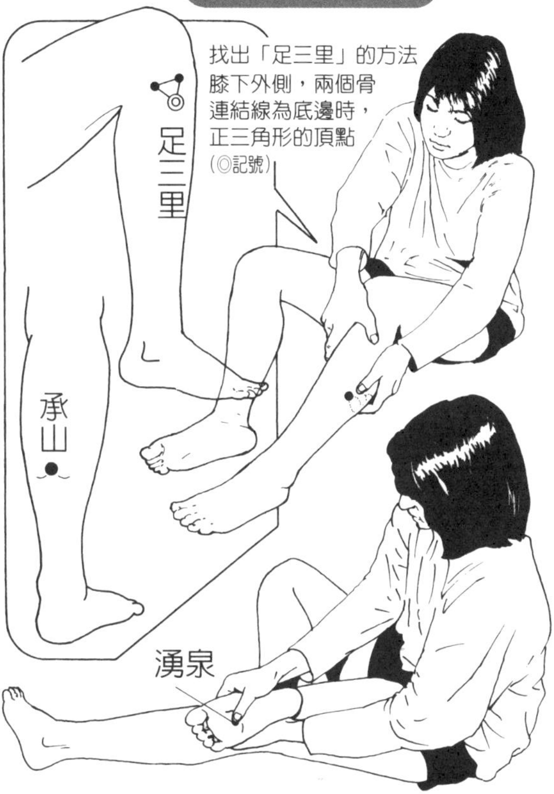
找出「足三里」的方法
膝下外側，兩個骨
連結線為底邊時，
正三角形的頂點
（◎記號）
足三里
承山
湧泉

《每天的注意點》

＊容易疲勞的腳要踏青竹。每天進行，則能消除疲勞，形成不容易疲勞的腳。也可以踩高爾夫球。

＊刺激腳底的湧泉穴。

在寒冷地方

腳會發冷

不使腳的血液循環停滯的祕訣

寒冷的日子裡，回家時，覺得腳趾發冷。即使在家中，睡覺之前，腳發冷而不易熟睡，尤其在冬天寒冷的夜晚，這種情形經常發生。一般而言，發冷是自律神經混亂而引起的。**一旦自律神經混亂，血液循環調整不順暢，結果會阻礙腳趾、手指的血液循環而感覺發冷。**

此時，要進行足浴，在水桶中放入溫水（37～39度），雙腳放入其中浸泡，時間爲15～20分鐘。在溫水中，放3大匙硫酸鎂，水更容易溫熱。

其次，用拇指指腹或圓頭棒，充分按摩腳底的腎臟區和脾臟區。

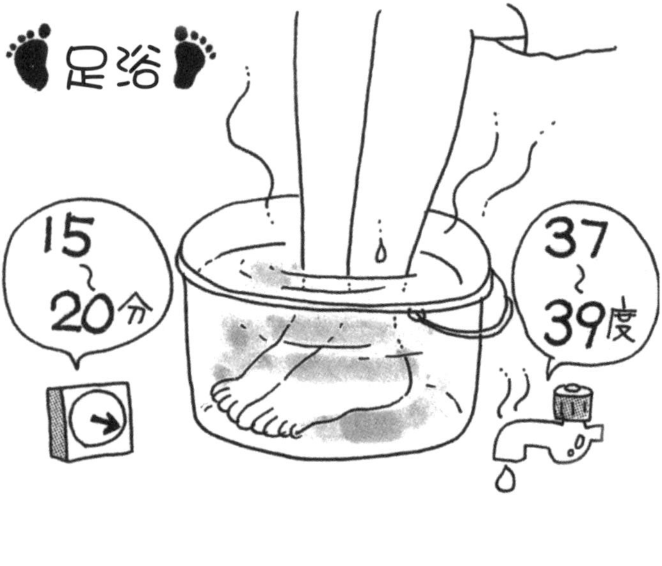

簡單伸展運動

繞腳踝，
促進血液循環。

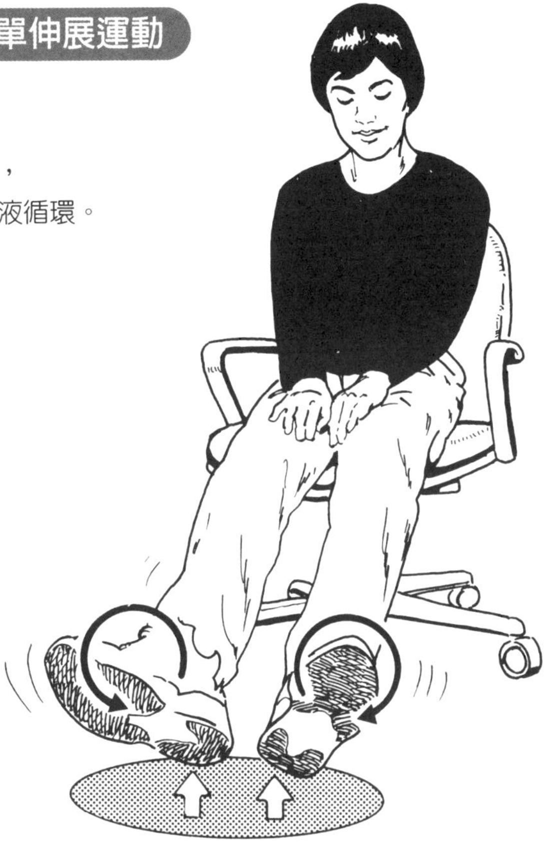

《每天的注意點》

＊腳容易發冷的人，注意不要攝取太多的油分和鹽分。

＊持續捏腳，促進血液循環。

持續同樣姿勢而

腳發麻

重點在於指頭根部

長時間正坐或以不良的姿勢坐下，腳會發麻。**腳發麻就是血液循環不良而引起的症狀**。過一會兒就會好了，但是，血液循環恢復正常時的疼痛，非常的痛苦。

要減輕疼痛，一旦發麻時，首先用雙手充分按摩小腿肚，再按壓發麻的部分與未發麻部分的交界處，加以刺激。同時，用拇指指腹按壓整個腳底，立刻走走路，這樣就能促進血液循環，比起一直坐在那兒不動而言，更能減輕疼痛。

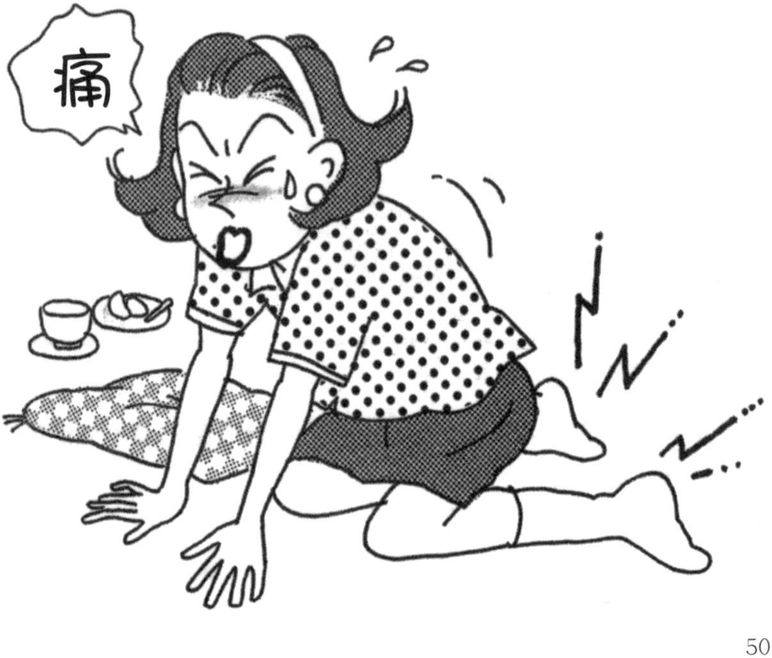

簡單伸展運動

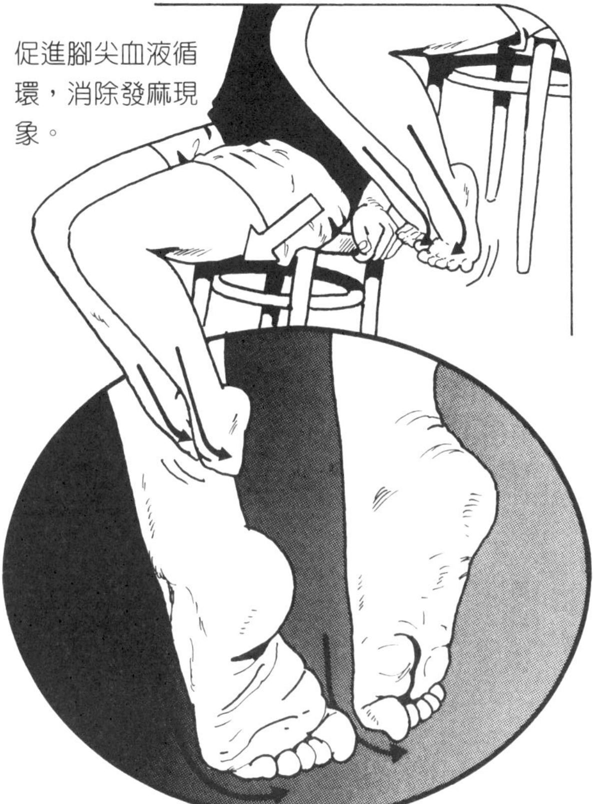
促進腳尖血液循環，消除發麻現象。

《每天的注意點》

＊除了正坐以外的發麻，是因為姿勢不良所造成的，一定要保持正確的姿勢，就能治好。

◆人類從腳開始滅亡！

因腳底研究而著名的平澤彌一郎博士，曾經提出警告說：

「現代人隨著飲食生活等的變化，腳尖的功能逐漸退化，身體的重心往後移動，再這樣下去，身心衰退，人類在不久的將來將會從腳開始滅亡。」

平澤博士在40年的研究間的研究當中，觀察10萬人以上的腳底，堪稱研究腳底與身體關係的第一人者。

這個資料只要將現代人與繩文人（編按．日本新石器時代前期，約西元前二百年以前）的腳加以比較，就會發現有明顯的差距。

腳的趣味雜學

繩文人腳趾之間，具有同樣的間隔，活動順暢，腳跟較細。

但是，現代人的腳，腳尖朝內側彎曲，腳趾之間沒有間隔，腳跟是圓形的，這是怎麼一回事呢？

亦即現代人的腳，重心往後移，形成不穩定的步行狀態。

這種不穩定的步行，使得掌管腳的腦神經，無法形成好的影響，漸漸地便無法發揮功能了。

將步行納入健康中非常地好。但是，在走路時，並非腳跟完全著地，而是要採取稍微前傾的姿勢，將體重置於腳尖走路，這一點非常重要。

腳底心會疼痛的腳

檢查腳形

雖然沒有走很長的路，但是，腳底心卻疼痛。一般而言，這些人並沒有腳底心，而是類似扁平足的腳底。扁平足就是扁平的腳，亦即腳底如嬰兒的腳一般，沒有腳底心的陷凹（拱形）。

扁平足因為沒有支撐腳的拱形，所以，腳容易疲憊，當然也容易疼痛。

腳底心疼痛時，一定要讓腳充分休息，同時，用拇指指腹或圓頭棒充分按壓肝臟區和膽囊區，再用雙手按摩整個腳。

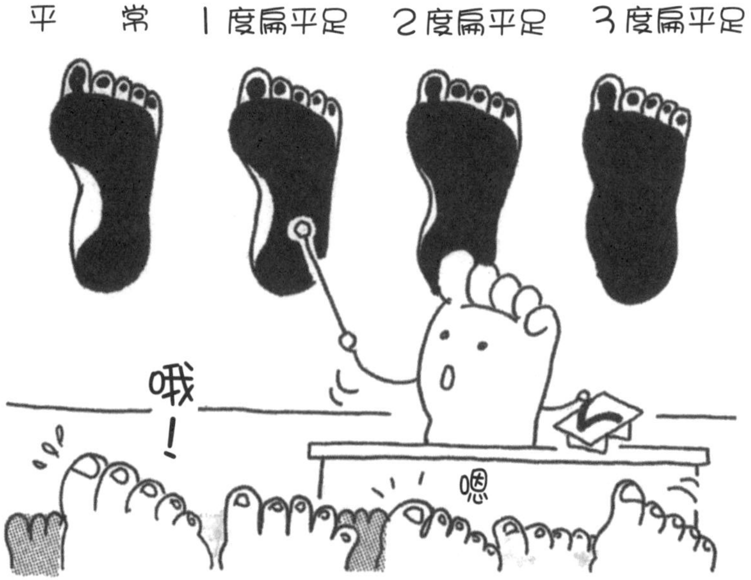

踩青竹

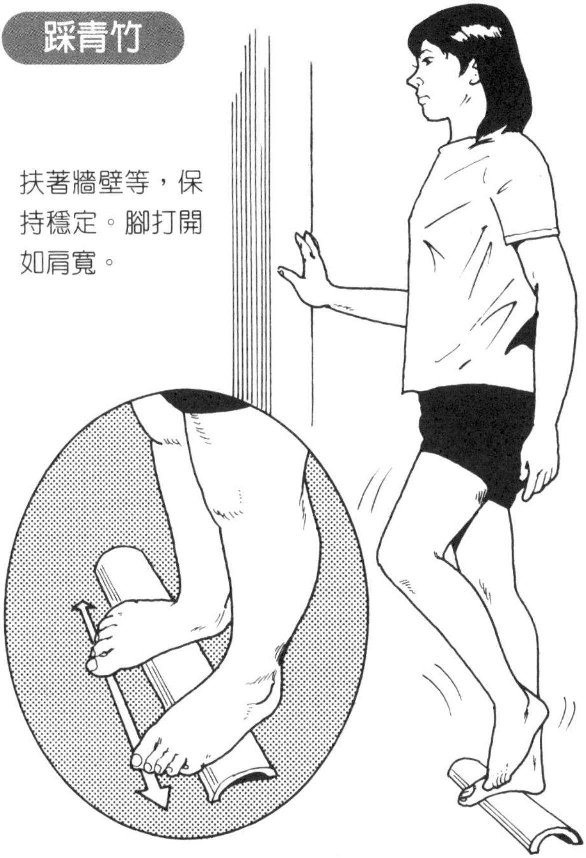

扶著牆壁等，保持穩定。腳打開如肩寬。

《每天的注意點》

＊扁平腳的人要多利用機會穿木屐走路。穿木屐走路能鍛練腳底，同時，也不易產生扁平足的疼痛。

容易流汗，腳臭

意外的發汗原因

平常也許沒有注意到，但是，脫掉鞋子以後，有的人腳非常地臭，即使是美人，如果是腳臭，甚至是百年的戀愛都會冷卻。

腳被鞋子、襪子包住，一直保持密閉狀態，發汗程度相當強。通常泡個澡、充分去除腳趾間的污垢，腳跟等皮膚較厚的部分，摩擦一下，便不會產生臭味了。但是，雖然保持清潔，可是，還是腳臭時，這可能是**內臟疲勞積存而促進發汗**所造成的。

這時，爲避免異常發汗，要仔細按摩肝臟區、腎臟區，消除疲勞。

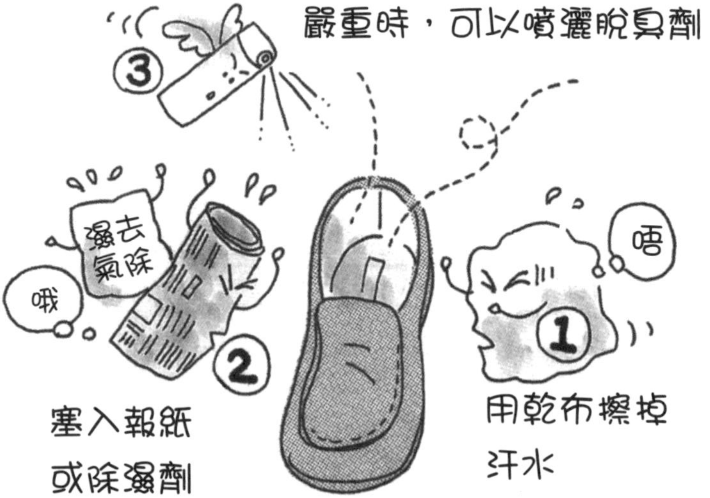

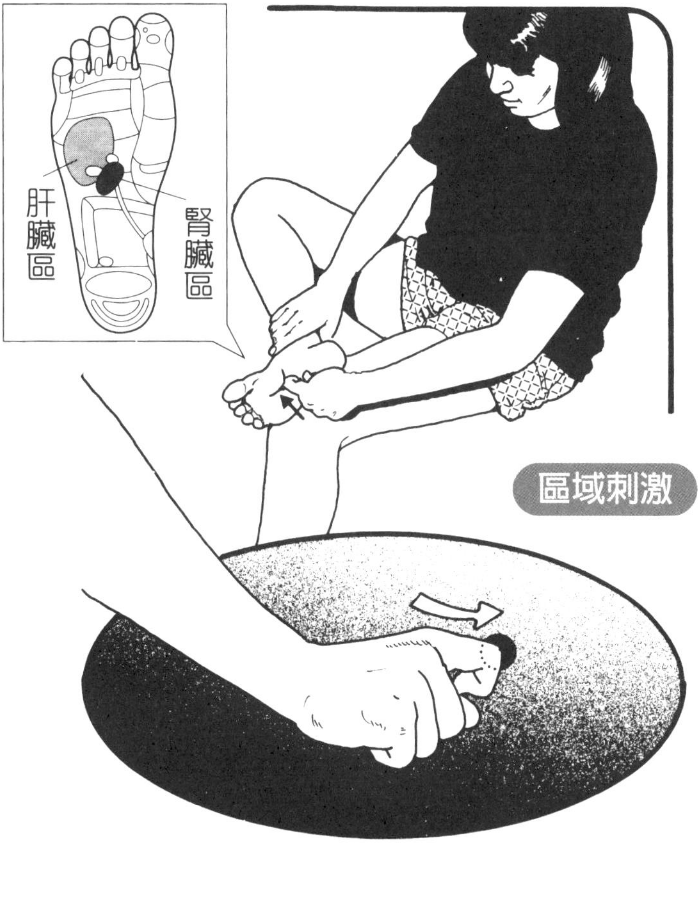

《每天的注意點》

＊隨時保持腳的清潔，這樣就能去除臭味。

＊擔心時，鞋子可以噴灑脫臭劑。

脫皮，乾燥的腳

證明壓力積存

腳底的皮膚泛白、乾燥，尤其腳跟較多見，這是因為皮膚較厚，摩擦所形成的。此時，可以利用浮石或腳跟專用的銼刀，去除這個部分的皮膚。

腳跟以外，腳底泛白乾燥，可能是**荷爾蒙平衡失調所造成的**，原因是壓力和不規則的生活等。

將腳洗淨之後，以副腎區為主，給予刺激。這個區域是小點，因此，要用圓頭棒按壓，給予刺激。再充分揉捏肝臟區、胰臟區、腎臟區。

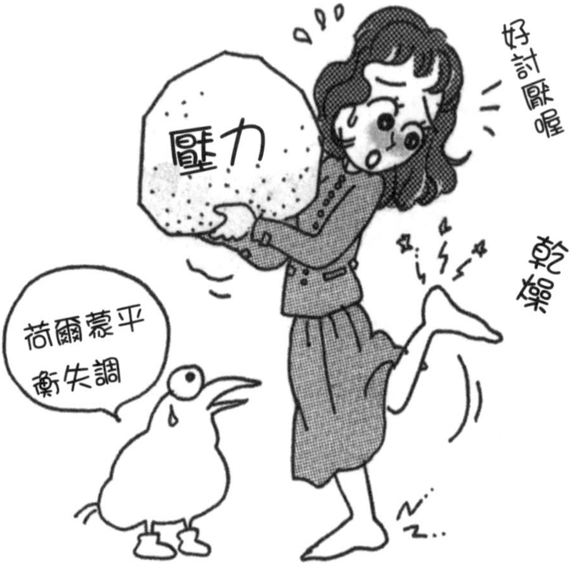

輕鬆刺激法

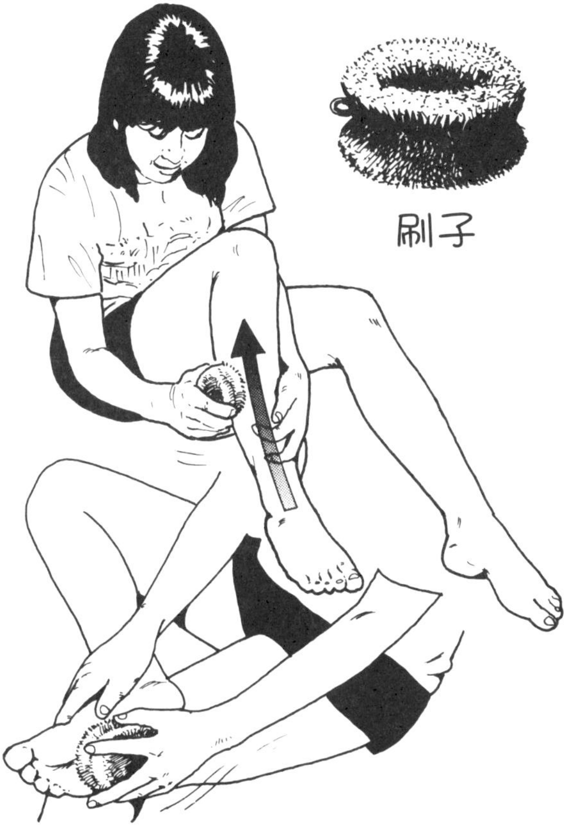

《每天的注意點》

＊過規律正常的生活。

＊注意不要偏食或便秘。

＊不要使壓力積存。

穿了不合腳的鞋子

而被勒緊的腳

立刻消除緊張的簡單技巧

穿較緊的鞋子，覺得看起來很漂亮，持續穿著這種鞋子，結果會損傷腳。就好像綁住雙腳一樣，血液循環受損，一整天持續下來，對身體而言，當然不好。

所以會出現頭痛或肩膀痠痛、腰痛的毛病，太小的鞋子必須要注意，一定要選擇合腳的鞋子。

脫掉鞋子之後，用37～39度的溫水，足浴30分鐘。如此，便能使腳放鬆，再揉捏腳，用雙手握住腳，整體揉捏，最後用刷子摩擦整個腳底。

捏腳
捏腳
②
①
足浴
充分揉捏，再用刷子摩擦
用37～39度的溫水，浸泡30分鐘

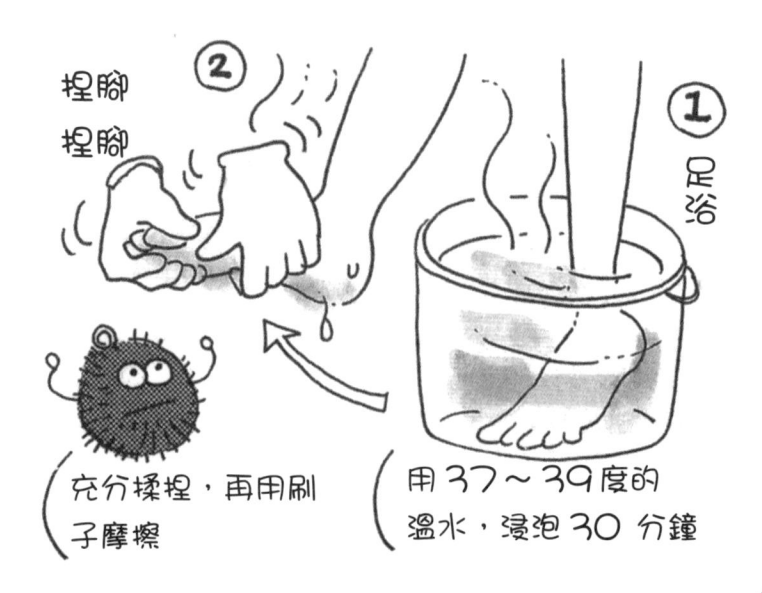

簡單伸展運動

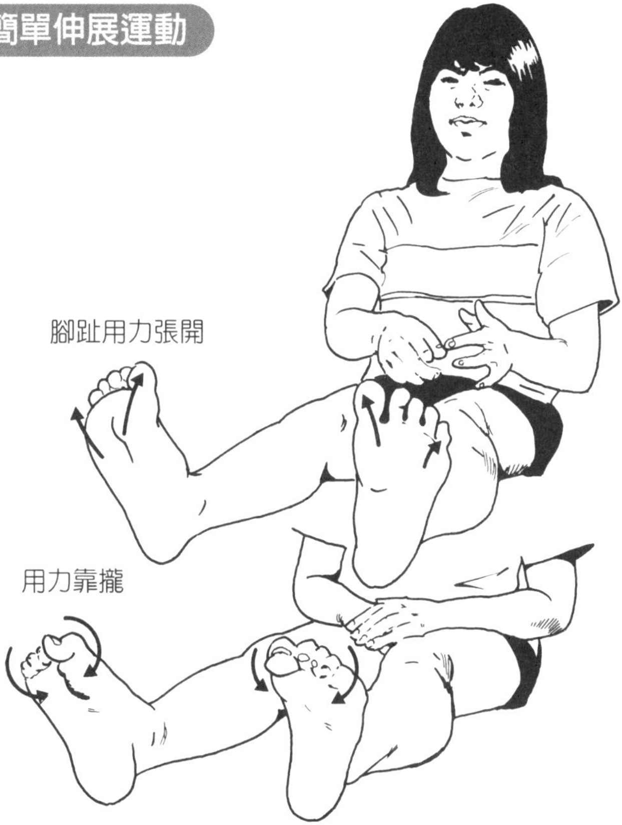

《每天的注意點》

＊必須長時間持續穿鞋時，要避免太緊的鞋子。

◆選鞋的專家是健康的管理人

雖然知道腳的尺寸，但是，要找一雙合腳的鞋子是很困難的。此時，能給你適當建議的就是SHOES FITTER。

SHOES FITTER是通過「日本鞋綜合研究會」考試的人，能夠使鞋子正確合腳的技術者，不單是建議鞋子，從腳的構造，到機能、生理、病理、尺寸、形態、發育，及老化等知識都已經學夠，堪稱是專家中的專家。

SHOES FITTER全都是老手，可以請他為你選合腳的鞋子，所以，一定要知道自己腳正確的尺寸。

要知道腳正確的尺寸，可以使用電腦，在大型的鞋店應該有。

腳的趣味雜學

使用這種機械測量腳，大部分的人都感到很驚訝的就是左右腳的尺寸不同。到目前為止，很多人會選擇較小的尺寸，當然會引起腳的問題。

你也要測量自己的腳，知道正確的尺寸，這才是消除腳的煩惱的出發點。

如果沒有SHOES FITTER，請參考後面所敘述的「鞋子的選擇方法」，選擇合腳的鞋子。

腳跟或腳底

長水泡的腳

一般而言，腳底形成的水泡，像繭一樣地硬，雖然不會感到很擔心，但是，如果增大隆起時，當然覺得不舒服。這時，洗完澡之後，用專用的銼刀或浮石，使其變小。

長水泡是因為穿了不合腳的鞋子，使這個部分承受力量所造成的。此外，長水泡的區域的內臟可能出現未病狀態，**即內臟的疲憊會出現水泡的訊息**。

這時候，利用足浴等，使腳放鬆，再按摩整個腳，若水泡出水，要輕輕地揉捏其周邊。因爲可能是來自內臟的疲勞，所以，飲食、睡眠時間等日常生活要多注意。

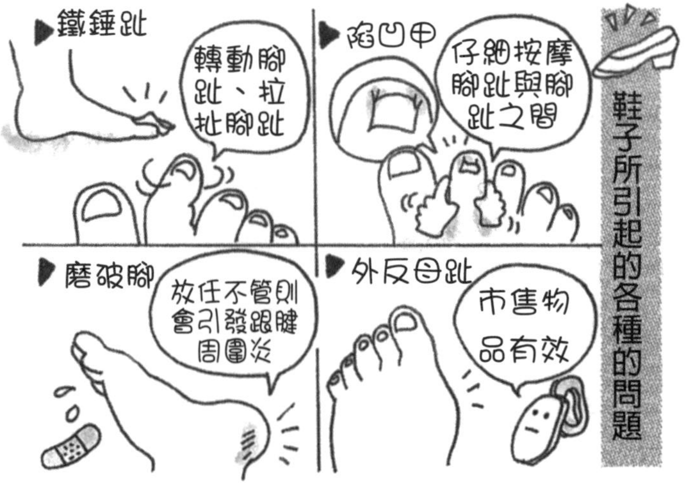

鞋子所引起的各種的問題
▶鐵錘趾
轉動腳趾、拉扯腳趾
▶陷凹甲
仔細按摩腳趾與腳趾之間
▶磨破腳
放任不管則會引發跟腱周圍炎
▶外反母趾
市售物品有效

足 浴

浸泡在37～39度的溫水中，15～20分鐘。
加入3大匙藥局販賣的硫酸鎂更有效。

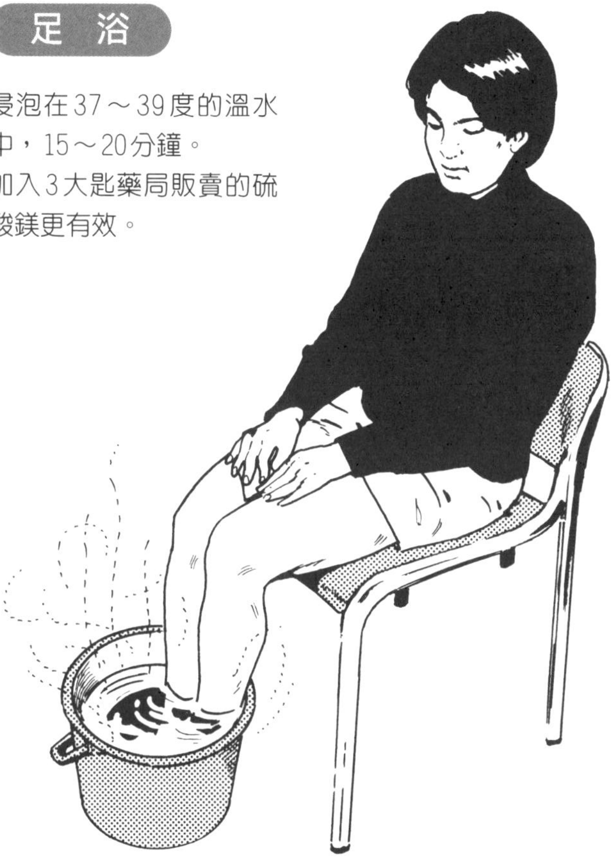

《每天的注意點》

＊若是小水泡，則不必在意。

＊若經常出現水泡，表示鞋子不合腳。在容易長水泡的部位，可以事先貼OK繃。

【捏腳】平常的護理課程

❶ 為了使腳放鬆，要用溫水進行足浴。

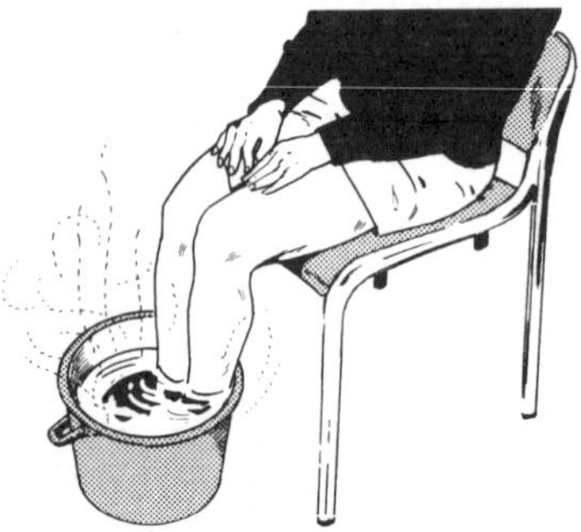

❷ 抖動雙腳

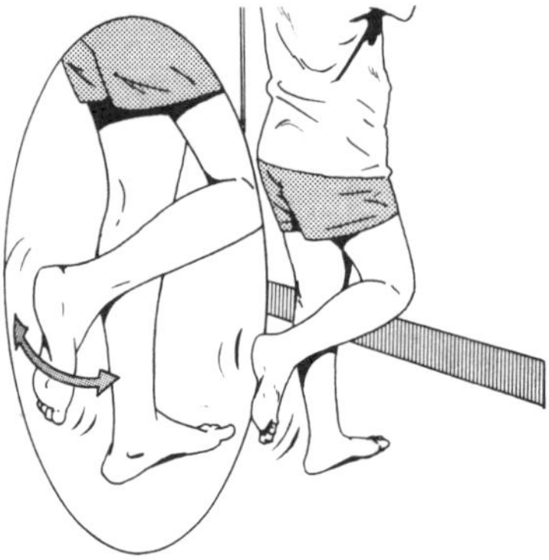

❸ 從腳踝到膝以下，往下摩擦按摩。

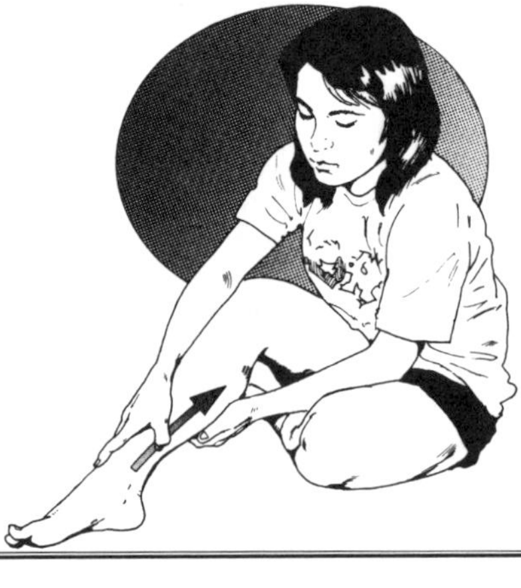

❹ 彎曲、後仰兩腳趾。

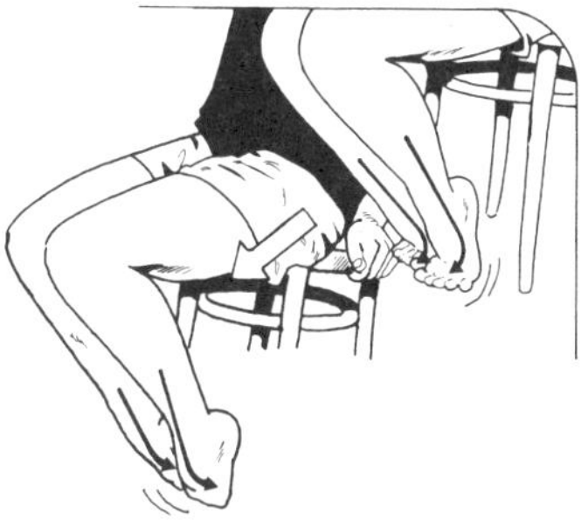

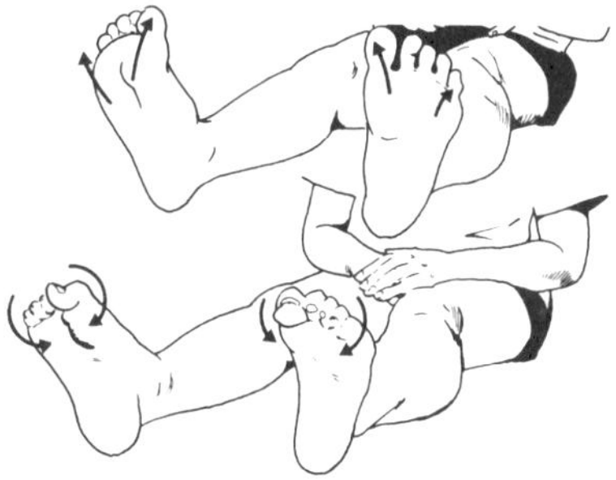

❺ 腳底張開、閉合。

❻ 用拇指指腹按壓腳底，用刷子摩擦整個腳底。

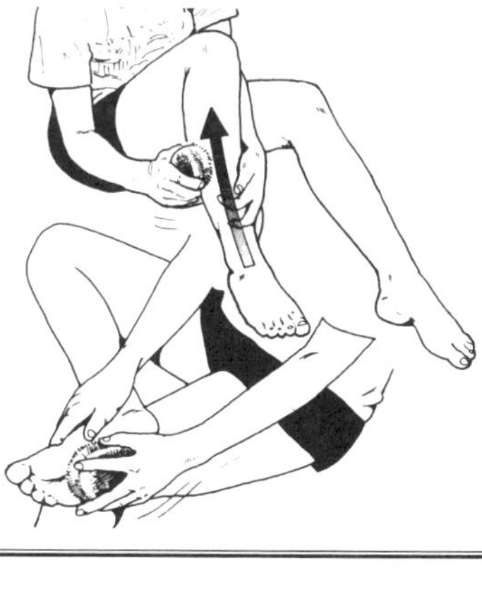

第2章

★消除肌膚乾燥、便秘、血壓、肝功能……

感覺「疼痛」才有效的腳底區域刺激

●新發現！·首次公開對全身有效的「反射帶」！

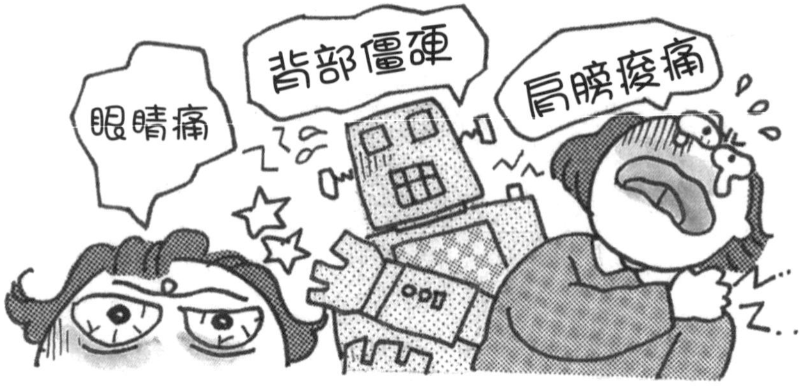

雖然不算是疾病，但是，覺得身體不舒服——你應該有這樣的經驗吧！

例如肩膀痠痛。為什麼這麼痠痛呢？肩膀有時候會發脹，無法忍受這種苦痛的感覺。

眼睛的疲勞也是同樣的。有時眼睛模糊，有時連眼睛周圍的肌肉都覺得疼痛，甚至轉動眼珠子也會痛。

還有背部僵硬、腰痛、身體的倦怠、頭痛，及便秘……在我們身上的不快症狀不勝枚舉。

這些不快症狀要從身體內側加以消除的方法，就是利用上海式捏腳區域刺激。

藉著捏腳，刺激腳底的區域，不光是能夠「去除腳的疲勞」。腳底是人體的縮影。因此，對於各種的不快症狀，可以藉著捏腳刺激，配合症狀的區域，就能消除

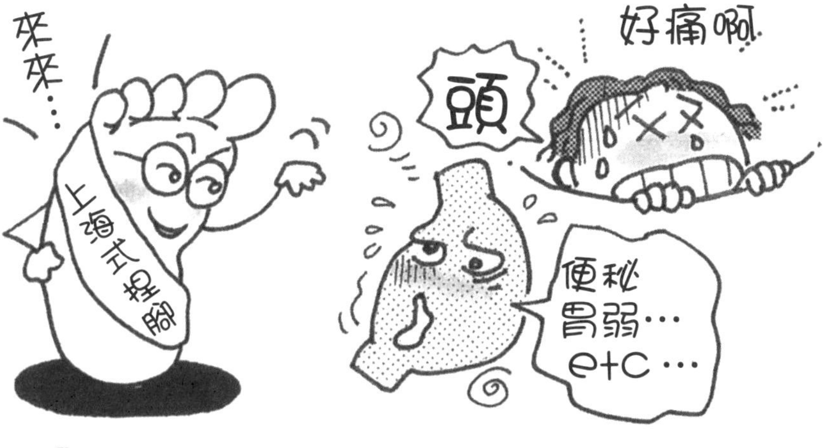

症狀。

基本的捏腳法與第一章相同，但因症狀的不同，有時必須刺激非常小的區域。這時，與其用指尖刺激，還不如用圓頭棒刺激會更有效。此外，像牙刷等能夠得到輕微刺激的道具也可以使用。

為了充分得到上海式捏腳效果，要在「平常的護理課程」中，加入本章的方法。

藉著上海式的捏腳刺激，消除不快的症狀，重新拾回爽快的自己吧！

【肌膚乾燥】

▼使紊亂的荷爾蒙恢復平衡

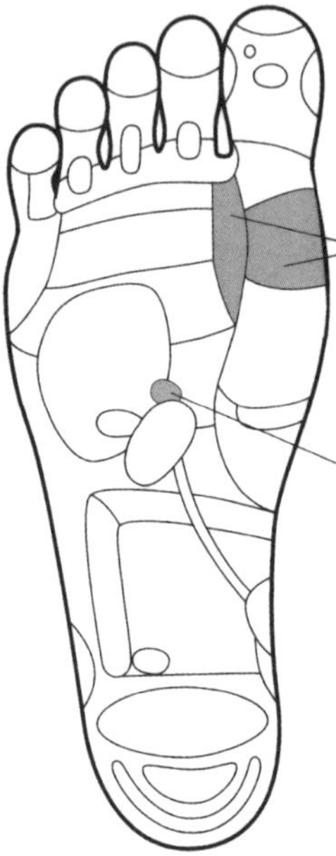

「肌膚乾燥，不容易上妝！」常會看到某些人這麼嘆息著說。這種情況導因於長時間上粧。

雖然好像不容易獲得解決，但還是一定要充分卸妝才行。

覺得肌膚乾燥時，首先刺激副腎區，再刺激甲狀腺區。

這樣便能調解荷爾蒙的平衡，消除肌膚的乾燥。

輕鬆刺激法

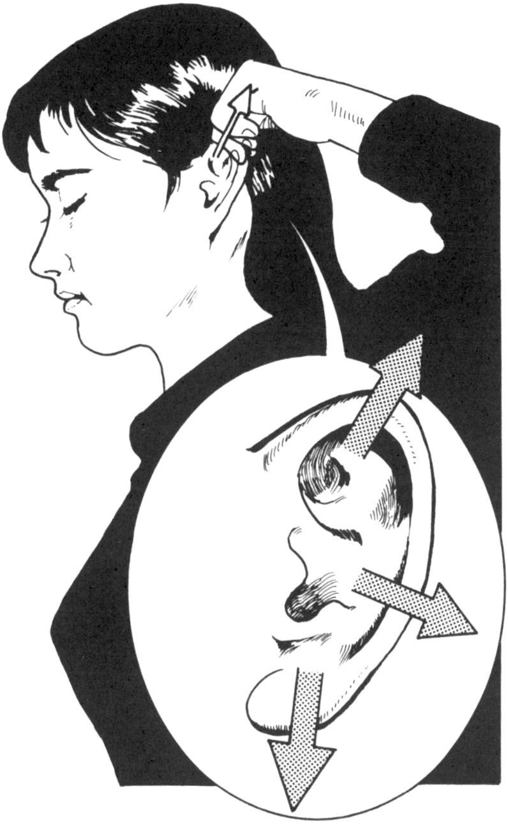

朝各方向拉20次左右，對於腎臟肝臟都很好。

每日注意點

＊充分攝取維他命C（蔬菜水果類）、維他命B（牛乳、肝臟、綠色蔬菜）、礦物質（海草、小魚類）。

＊皮膚較弱的人注意要預防紫外線，塗抹遮斷紫外線的化妝品。

＊便秘傾向的人參照→98頁。

【面皰、腫疱】

▼淨化血液，排出老廢物

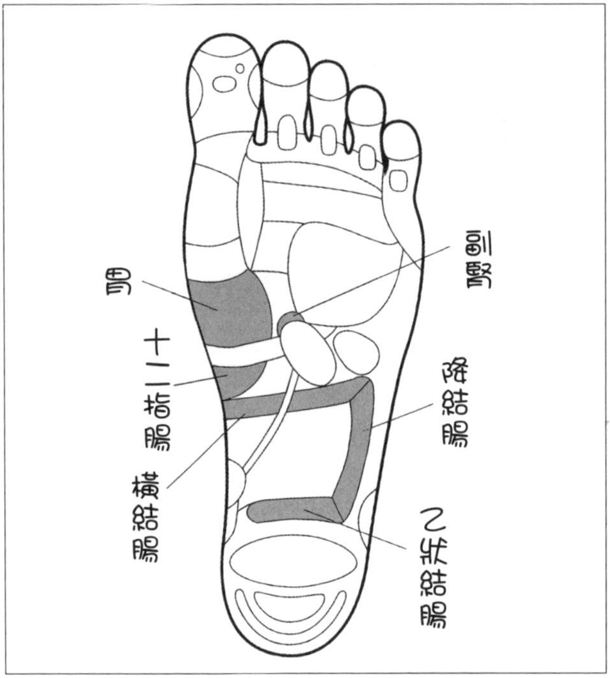

面皰或腫疱，在肌膚問題中，是屬於最麻煩的一種，**大多與細菌有關**，有時會化膿。

倘若擠破了面皰，可能會留下疤痕，所以要趕緊治療。

刺激的區域是副腎、胃、十二指腸、各結腸。刺激這些區域，能夠提高血液的淨化作用，排除體內的老廢物，便能恢復原先的肌膚。

輕鬆刺激法

用拇指輕輕摩擦，刺激頸部的甲狀腺，就能調整荷爾蒙的平衡。

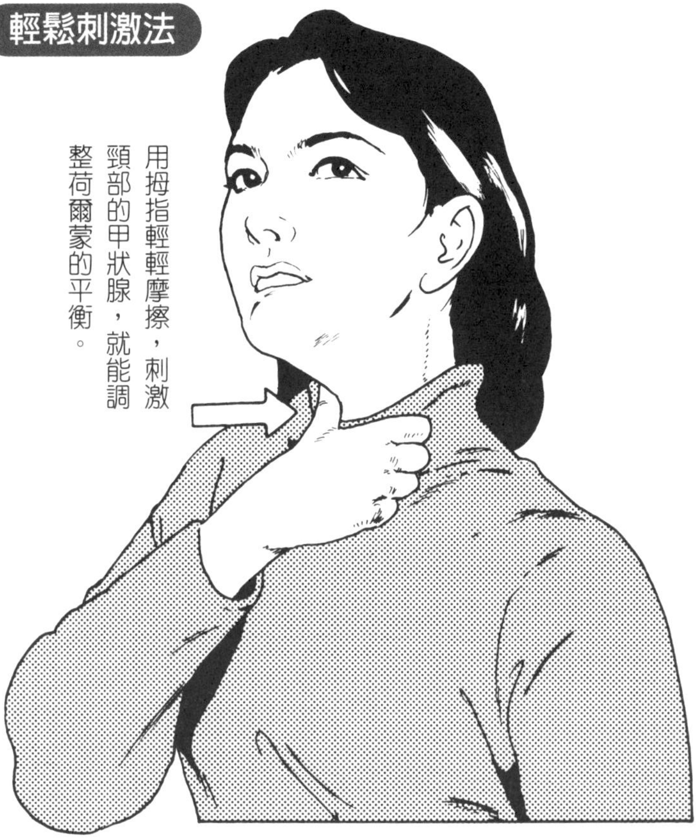

每日注意點

＊頑固的面皰使用蕺草生葉汁有效。直接塗抹，或煎煮飲用。

＊當腫疱徵兆出現時，不要使用油性化妝品。

【皺紋，肌膚的衰老】

▼拾回年輕的四大區域

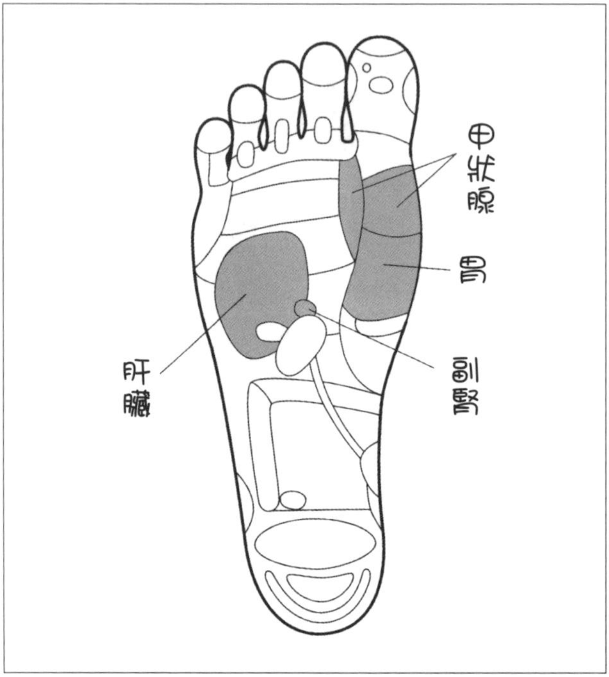

雖然具有個人差，但是，皺紋的形成是老化的證明。肌膚失去光澤，也是一種老化的現象。

不要因爲老化就放棄了，一定要積極地從體內恢復年輕，所以，**要使衰老的荷爾蒙平衡、活性化才行**。

區域包括甲狀腺、副腎、肝臟、胃。藉著刺激這些區域，調整荷爾蒙，使其平衡，且給予肌膚滋潤與彈性。

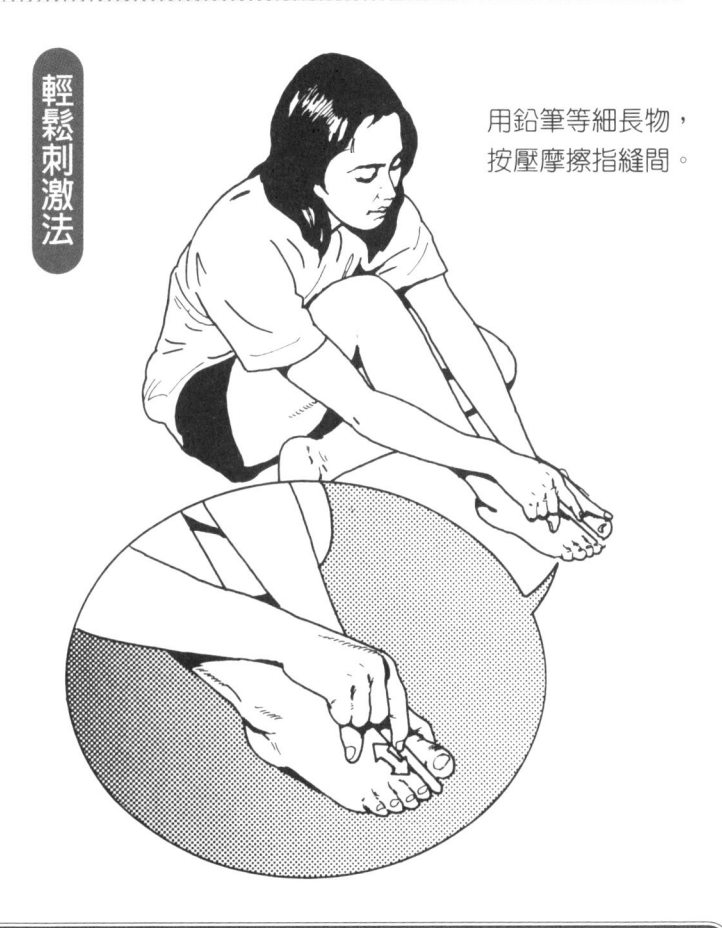

輕鬆刺激法

用鉛筆等細長物，
按壓摩擦指縫間。

每日注意點

＊使用具有保濕效果的化妝品。

＊注意飲食的平衡。充分攝取維他命C、維他命B，及礦物質。

【臉的浮腫】

▼如果是因為腎臟而引起的疾病的原因，則必須要注意

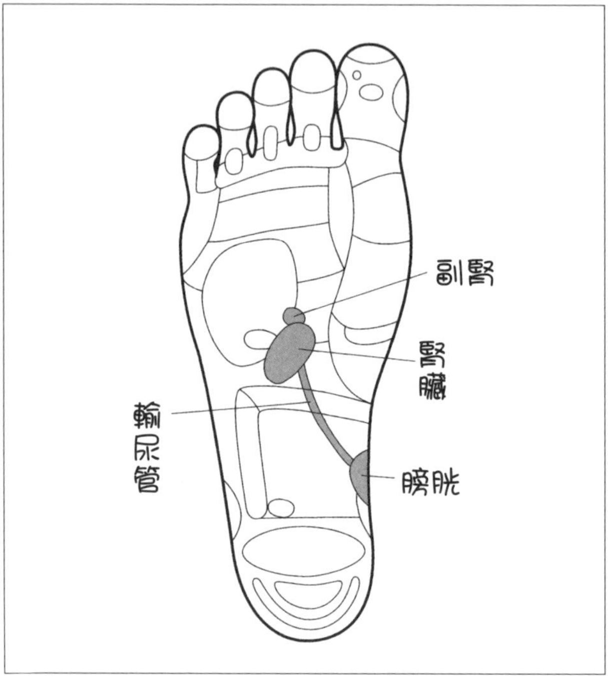

臉的浮腫是女性的大敵。

因為疲勞或睡眠不足的原因，則可以利用毛巾冷敷臉或淋浴，就能去除浮腫。

如果是**因為腎臟原因**所引起的浮腫，一定要接受專門醫師的診斷，把區域的刺激當成輔助療法來進行。

刺激區域包括腎臟、副腎、輸尿管、膀胱。使用圓頭棒按壓刺激各區域，最初爲5分鐘，慢慢增加時間來進行。

簡單的伸展運動

一邊吐氣，一邊
慢慢伸直跟腱。

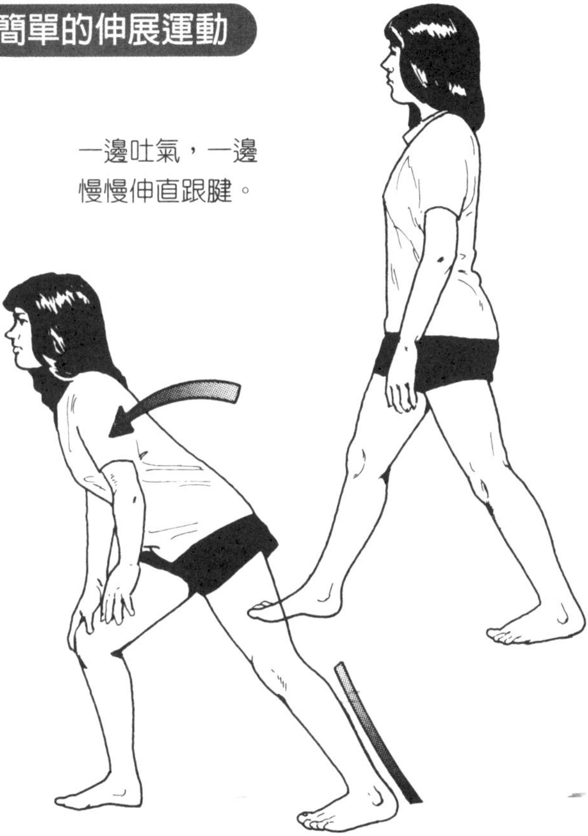

每日注意點

＊如果是疲勞或睡眠不足所引起的浮腫，也可以刺激同樣的區域。

＊如果原因出在腎臟，一定要接受專門醫師的診斷。

◆刺激腳底，能使嬰兒早點學會走路

在美國，進行非常有趣的實驗，就是刺激出生不久的嬰兒的腳。

為什麼要進行這項實驗呢？因為要調查腳底的刺激與腦的關係等。結果，發生了驚人的事情。

持續刺激腳底的嬰兒與沒有接受刺激的嬰兒相比，提早一個月自己站立、走路。

對於希望早點看到自己孩子走路姿態的父母而言，當然想知道這種方法，而且，做法非常地簡單。

出生後，第一週開始到二個月內，每天從後面抱住嬰兒，使嬰兒的腳貼於地面，這時，嬰兒的一隻腳會抬起來，

腳的趣味雜學

將其貼於地面。

此外，讓嬰兒站在桌腳旁，腳背接觸桌腳，當然，父母要在後方支撐，將嬰兒的身體往上抬，用桌腳刺激嬰兒的腳背，左右腳都要進行。

反覆這兩種刺激，一天進行三次，一次三分鐘，嬰兒就會早點走路。

雖然說不刺激腳，嬰兒還是會走路，但是，提早一個月走路，證明腦和腳有密切的關係。

【眼睛疲勞】

▼杜絕肩膀痠痛和偏頭痛的根源

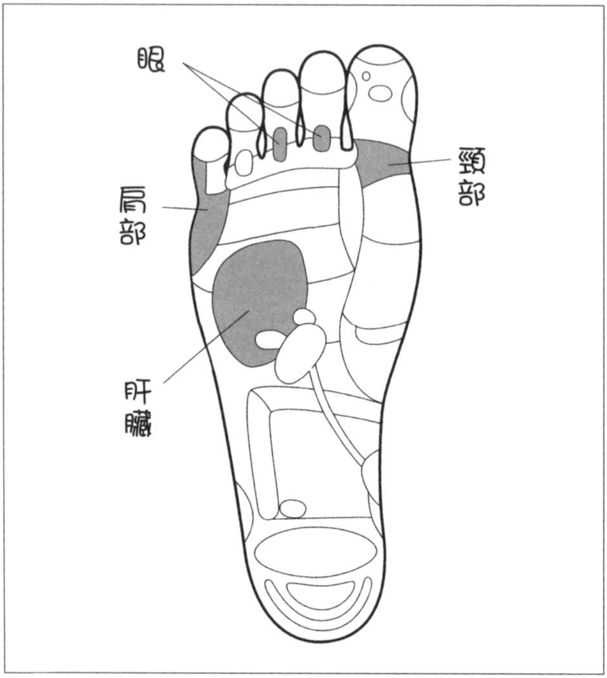

文字處理機或個人電腦等，與以前相比，使用次數增加，對眼睛造成了負擔。

因爲這些原因而引起的**眼睛的疲勞，會引起偏頭痛或肩膀痠痛的併發症**，所以，必須趕緊去除眼睛的疲勞。

首先要刺激眼區。因爲四個腳趾根部很難刺激，所以，可以從側面用力刺激。此外，還要刺激肝臟、肩、頸部區，就能防止肩膀痠痛、偏頭痛等。

輕鬆刺激法

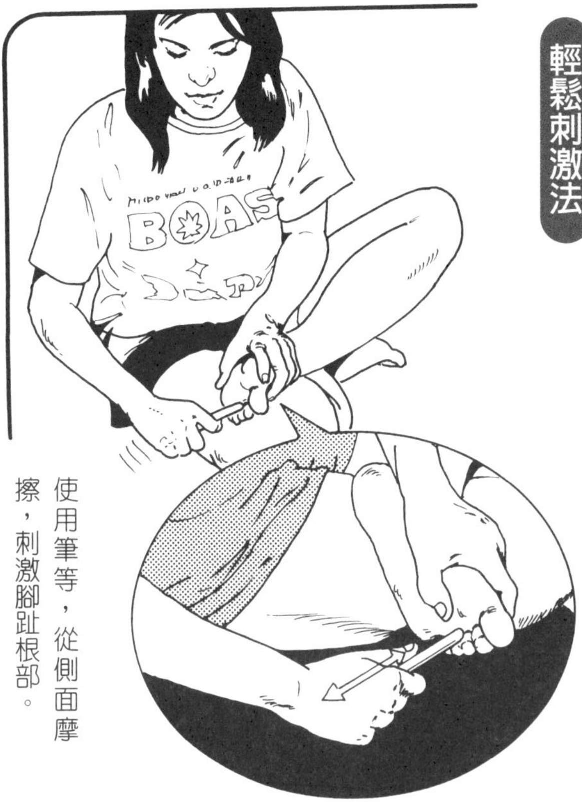

使用筆等，從側面摩擦，刺激腳趾根部。

每日注意點

* 在捏腳的同時要深呼吸，能夠消除緊張，迅速復原。
* 戴隱形眼鏡或眼鏡的人，要檢查度數。

【眼睛充血】

▼疲勞所引起的壓力會出現在毛細血管上

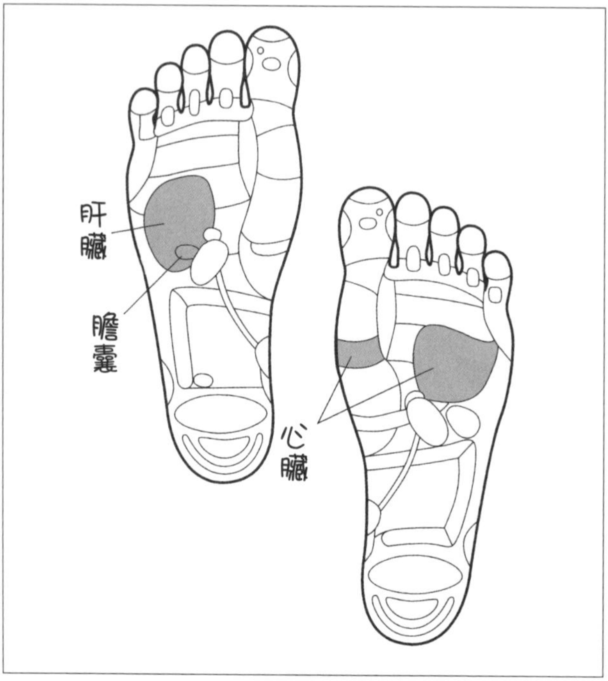

有時不知不覺中，眼睛發紅、充血，雖然血壓正常，但是，其原因是因爲疲勞所造成的壓力。因爲**壓力引起末梢神經的障礙，而出現在眼睛的毛細血管上**。

首先要刺激肝臟區，其次刺激心臟、膽囊各區域。肝臟和膽囊區只有右腳腳底才有，而心臟區只有左腳腳底才有，不要弄錯了刺激的部位。

中國健康術甩手

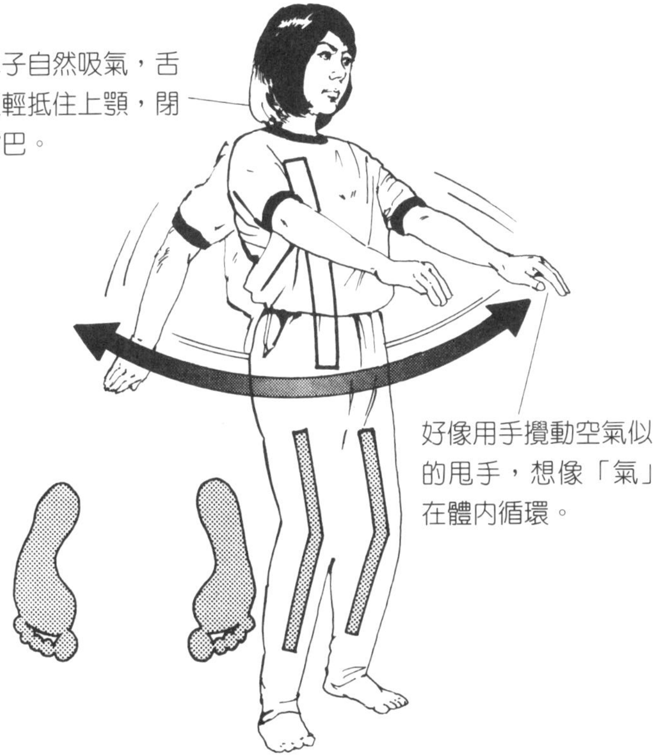
用鼻子自然吸氣，舌頭輕輕抵住上顎，閉上嘴巴。

每日注意點

*因為和眼睛疲勞有關，所以要避免眼睛的疲勞。
*想不出原因的充血，要接受眼科醫師的診察。
*充血可以用冷敷眼睛的方式也有效。

【黑眼圈】

▼恢復靈活眼睛的區域

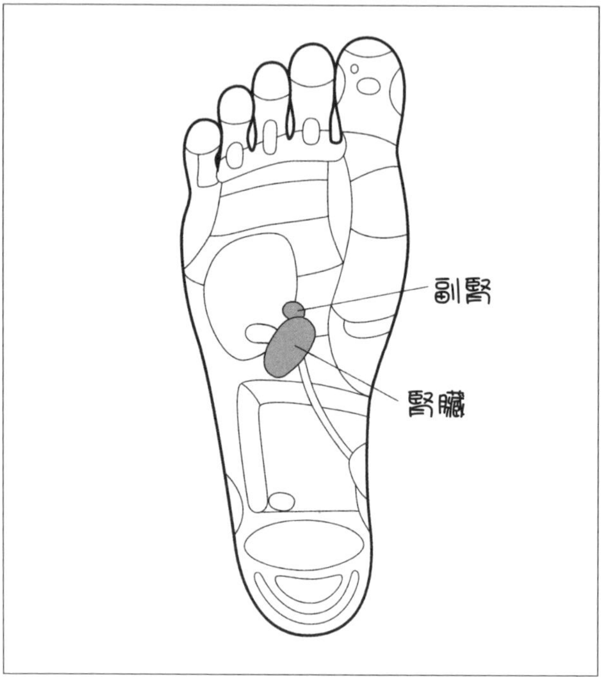

眼睛是心靈之窗，尤其身心失調會表現在眼睛上。眼睛周圍的皮膚較薄，是非常敏感的部分，一旦失調時，容易出現症狀。

黑眼圈就是因為**睡眠不足、疲勞、壓力等所造成的，也可能是腎功能較差的證明**。

刺激區域是腎臟、副腎。

當然不是按壓就能立刻痊癒，但是，一定要好好的給予刺激，就能夠恢復靈活的大眼睛。

輕鬆刺激法

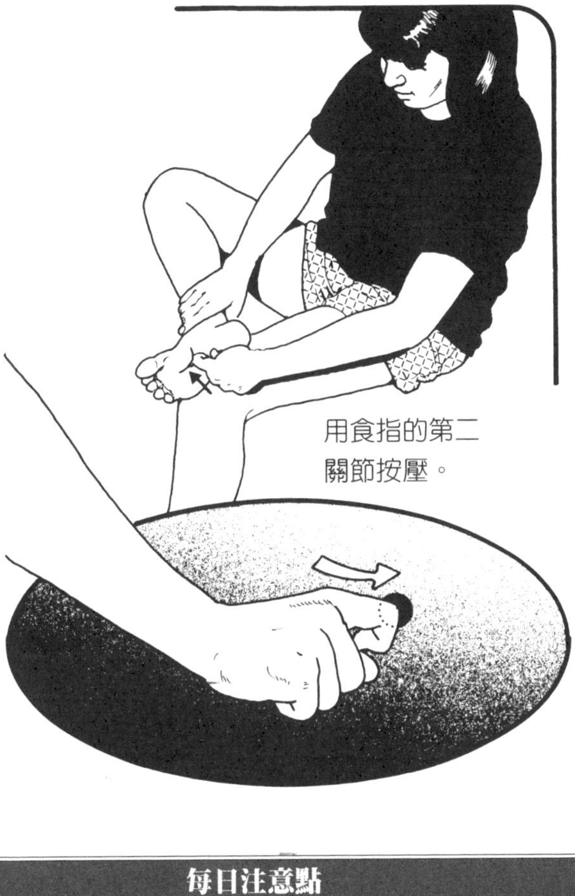

每日注意點

＊如果放任不管，會成為鬆弛和皺紋的原因。所以，一定要好好加以處理。
＊如果想要立刻治好，用40度的溫水浸泡毛巾，將毛巾擰乾之後溫敷眼部，再用冷毛巾冷敷。

【視力減退】

▼在愈早的時期，捏腳愈有效

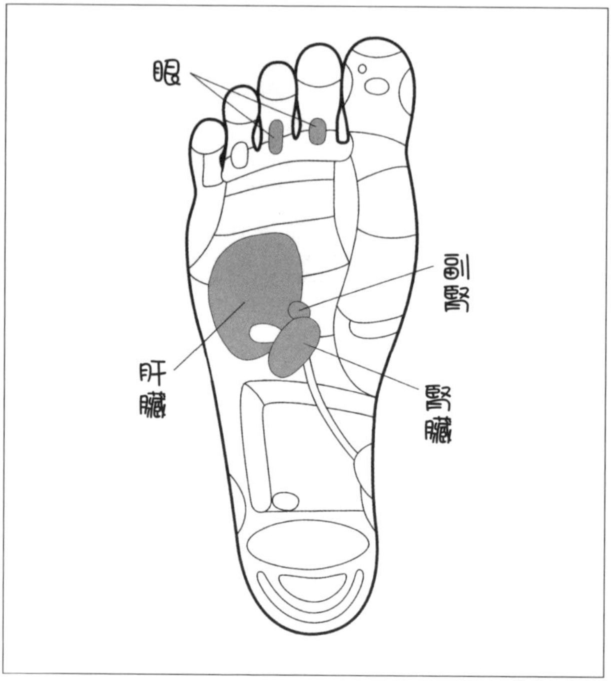

疲勞積存在眼睛時，視力會減退。持續坐辦公桌，以往看得見的字，會看起來很模糊，這並**非近視，而是假性近視的狀態**。

這時要刺激腎臟區，同時也要刺激副腎、肝臟、眼睛各區。

這是對假性近視非常有效的區域，所以要立刻進行。如果放任不管，視力眞的會減退，不要點眼藥水，要捏腳。

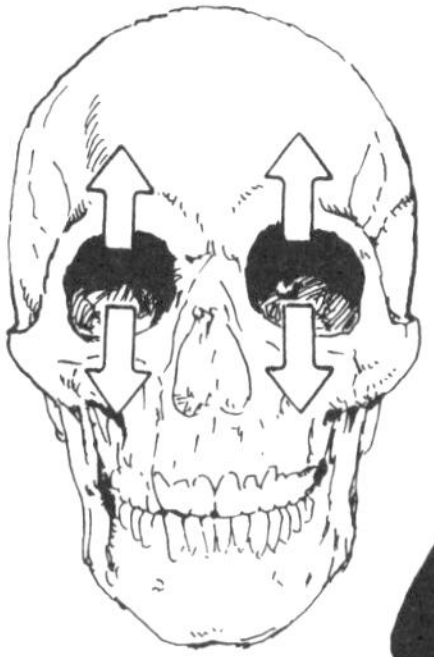

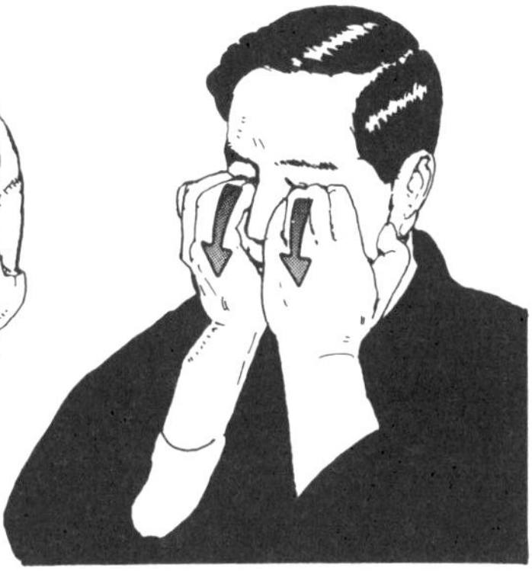

推開包住眼球的骨，不只能去除眼精疲勞，也能使瞳孔增大。

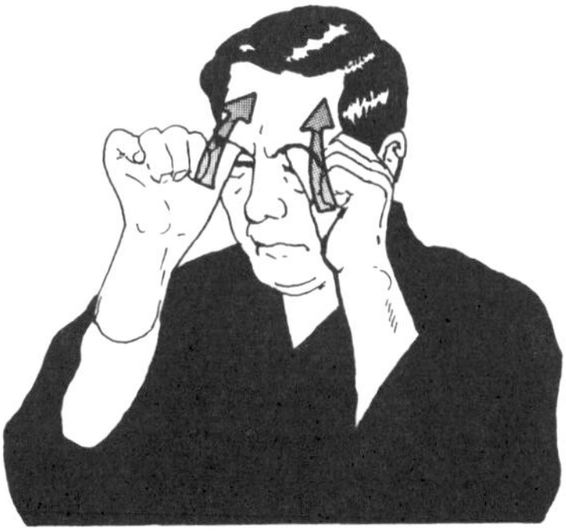

每日注意點

＊假性近視也可能和性荷爾蒙平衡失調有關，所以，不要勉強壓抑性慾。
＊眼睛疲勞之後，看遠處的風景10秒鐘，看近處的風景10秒鐘，交互進行。

◆一個月赤腳一次，創造健康

維持人類健康的構造非常複雜，一旦失調時，調整失調的力量就會發揮作用。這就是自然治癒力。

一旦發生失調，身體便會有陽離子積存，藉著自然治癒力之賜，會將陽離子逐漸排出體外。陽離子排出體外，使得體內陽離子、陰離子達到平衡，這個狀態就是「健康」狀態。

但是，現在圍繞人類的環境非常地差，包括電視及個人電腦在內，文明的利器所發出的陽離子充斥在周圍，一旦充滿陽離子時，就算想將陽離子趕出身體外，它也會反彈，無法達到自己預期的理想。

相反的，如果在陰離子的圍繞之下，就能夠輕易地釋放出陽離子，維持健康。

在很多陰離子的地方——就是大自然較多的地方，像森林、草原、沙灘等，充滿了陰離子。

盡可能一個月一次，赤腳走在這些地方，因為腳底是最容易放出陽離子的部位，赤腳走路，很自然就能取得離子的平衡。

【白髮、脫毛】

▼檢查工作上的煩惱與壓力

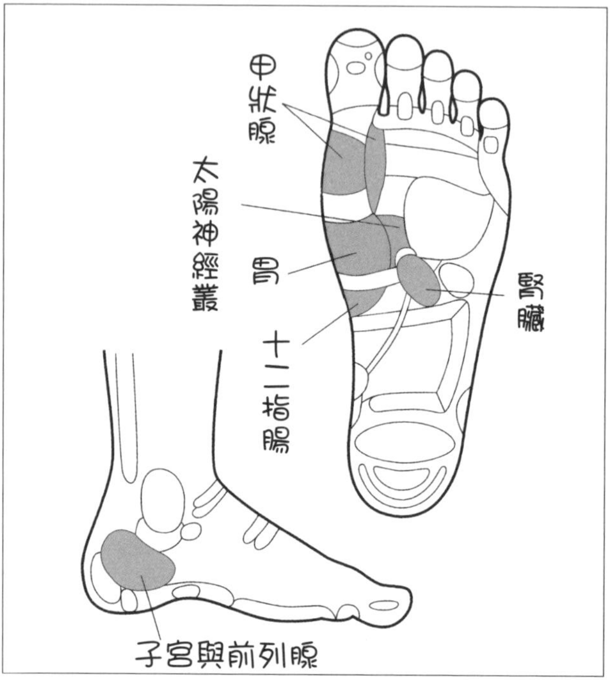

最近年輕女性白髮增加了，原因是壓力。**工作上的煩惱和人際關係產生壓力**。

同樣的，脫毛原因也相同。有的人會出現白髮，有的人會出現脫毛現象。

頭髮的問題要給予腎臟、太陽神經叢區域刺激，而脫毛時，則必須加上對甲狀腺、胃、十二指腸、子宮（男性爲前列腺）等各區域的刺激。

輕鬆刺激法

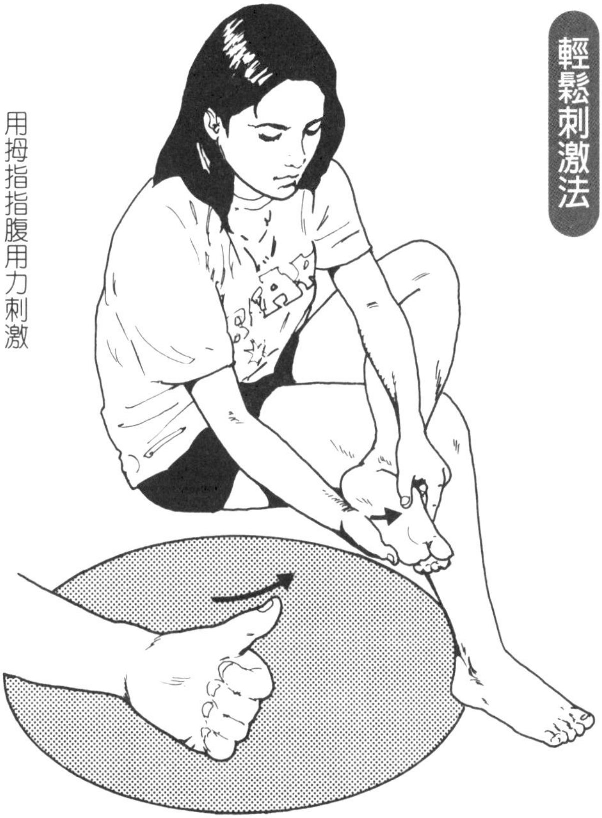

每日注意點

*過度洗髮會促進脫毛。
*使用自然素材的洗髮精，減少洗髮精的量。
*使壓力發散。

【太胖】

▼抑制過食，促進體內代謝

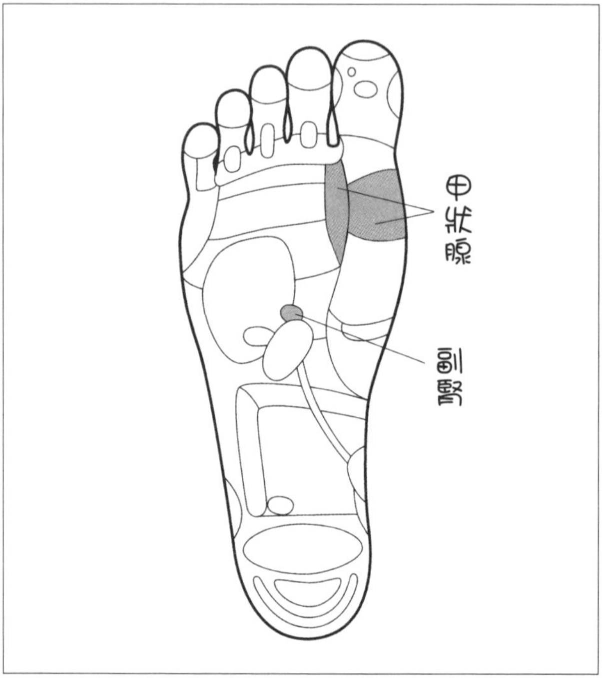

發胖的原因，一種是體質的問題，另一種是精神壓力造成的過食。

體質的問題，光是區域無法治好，如果是**精神壓力造成的過食，則進行區域的捏腳有效**。

首先，要刺激甲狀腺區。罹患甲狀腺分泌的荷爾蒙，能促進體內物質代謝，所以，與體重的增減有關。此外，還要刺激副腎區，便能消除壓力。

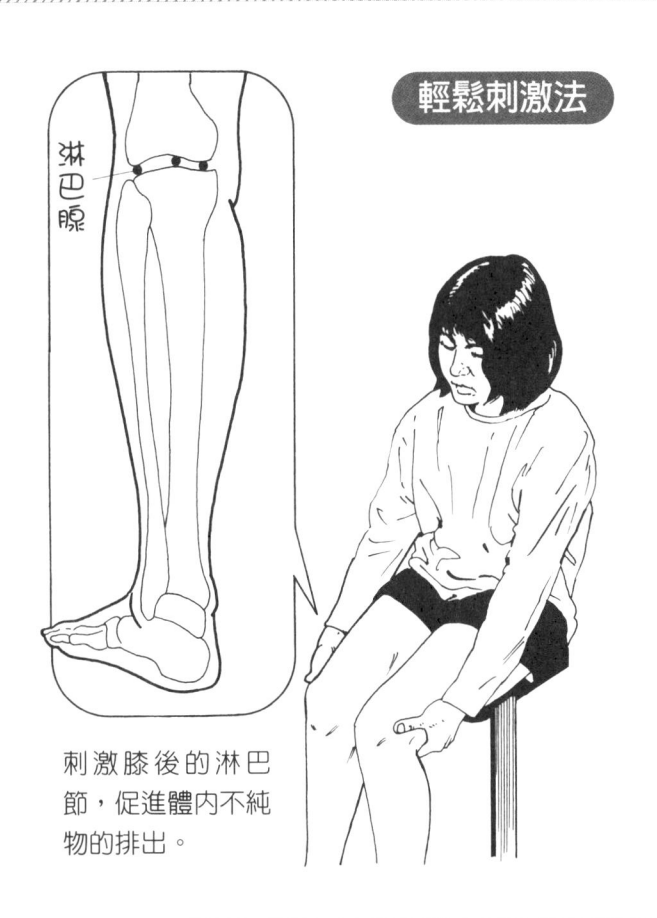

輕鬆刺激法

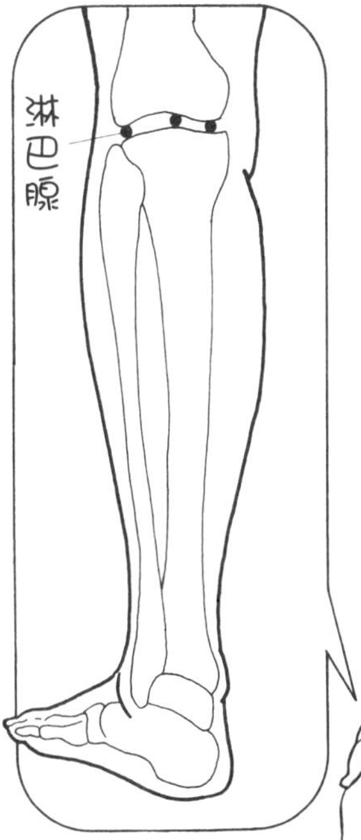

刺激膝後的淋巴節，促進體內不純物的排出。

每日注意點

＊控制碳水化合物和脂肪的攝取量。
＊充分攝取蛋白質、礦物質、維他命。
＊規律正確的飲食，30分鐘以上的運動。

【手腳冰冷症】

▼血道病使用上海式有效

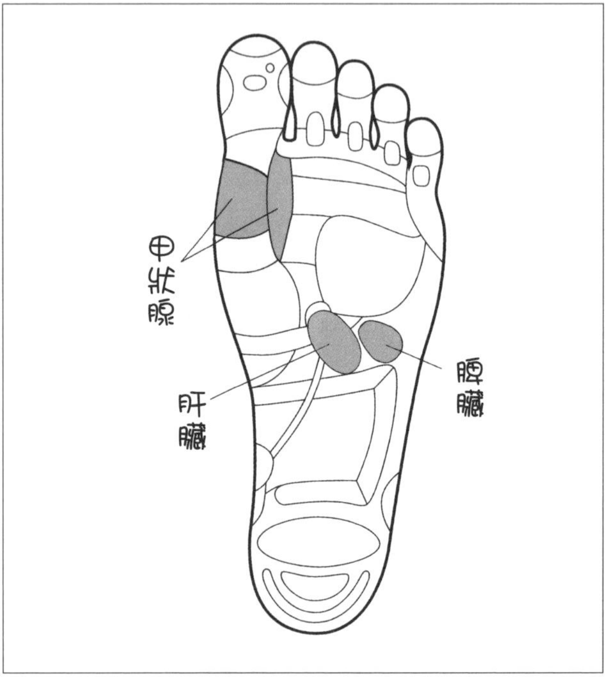

中醫學認爲，手腳冰冷症是血道病，表示**體內血淤滯**。

根據最近研究發現，穿太小的鞋子，是手腳冰冷症的原因。亦即引起了**血液循環不良**。

如果要給予重點刺激，則必須刺激腎臟、脾臟、甲狀腺3個區域。這些區域是與手腳冰冷症有密切關係的區域。

尤其是腳趾容易發冷的人，多花點時間，充分揉捏。

足浴

用37～39度的溫水浸泡15～20分鐘。
放入在藥局購買的硫酸鎂3大匙，也有效果。

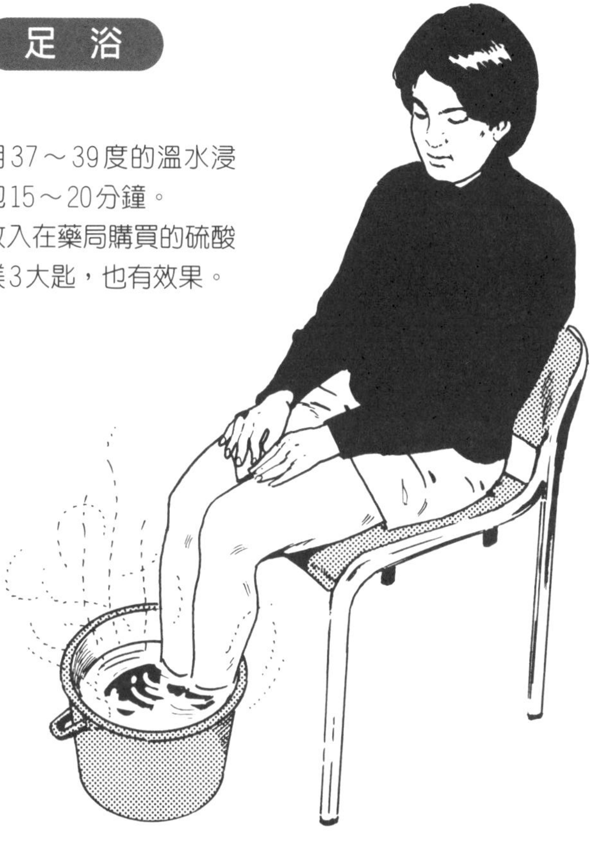

每日注意點

* 不只區域，整個腳都要揉捏。
* 捏腳的時候，朝向心臟摩擦、揉捏。
* 注意油分、鹽分不要攝取過多。
* 不要鑽牛角尖，不要憂鬱。

【便秘】

▼效果容易出現的消化系統的區域

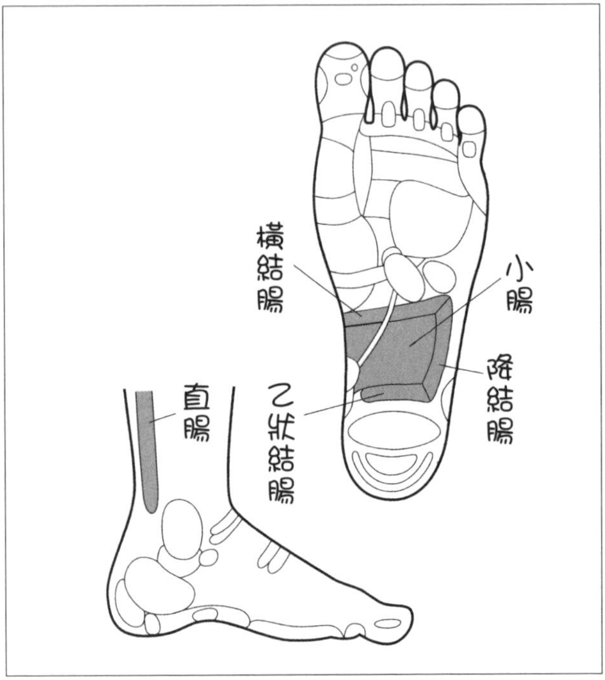

便秘是肌膚乾燥的原因，對女人的美容而言，是最想避免的症狀。

要消除便秘，首先要**調整消化器官系統的功能**，因此，一定要刺激各結腸區。

此外，女性的便秘是直腸型，不要忘記刺激直腸區。另外，還要刺激膽囊、小腸區。

捏腳刺激對於便秘非常有效，甚至有的人效果會立刻出現。

輕鬆刺激法

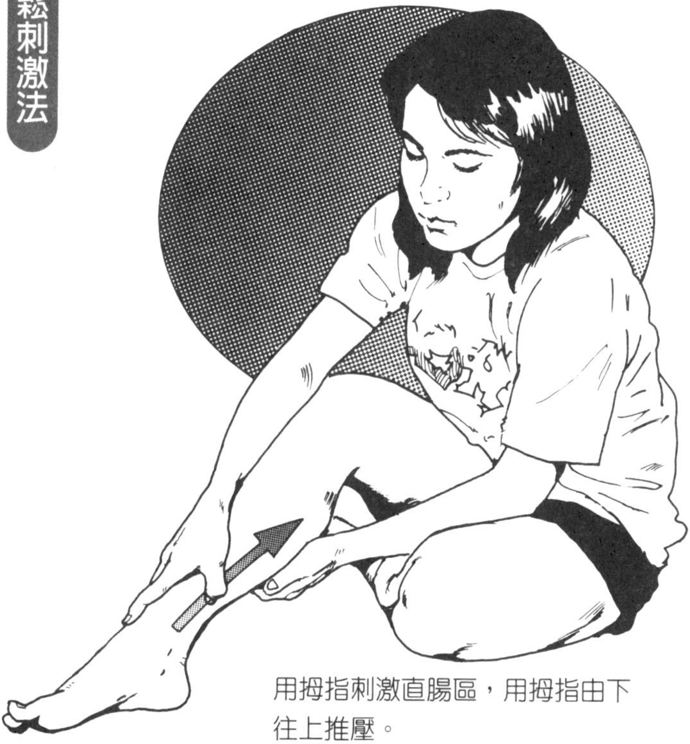

用拇指刺激直腸區，用拇指由下往上推壓。

每日注意點

* 在決定好的時間內，即使沒有便意，也要養成上廁所的習慣。
* 多攝取含有豐富食物纖維的食品。
* 盡可能避免依賴藥物。
* 壓力也是便秘的原因之一，要找出消除壓力的方法。

【下痢】

▼從急性到慢性，具有速效性的方法

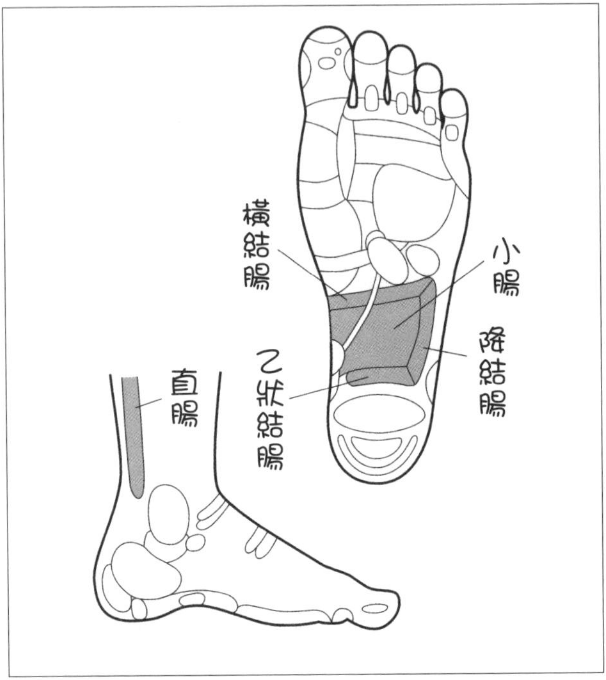

慢性的下痢是心因性所引起的，也就是壓力是下痢的犯人。

下痢，不僅有害健康，同時**肌膚乾燥，對美容而言也是大敵**。

刺激區域是各結腸、直腸、小腸。使用圓頭棒等慢慢用力刺激。

最後用雙手握住腳，將雙腳張開併攏。

按壓疼痛處之後，加以揉捏，使其放鬆。

按壓→揉捏，要給予強弱刺激。

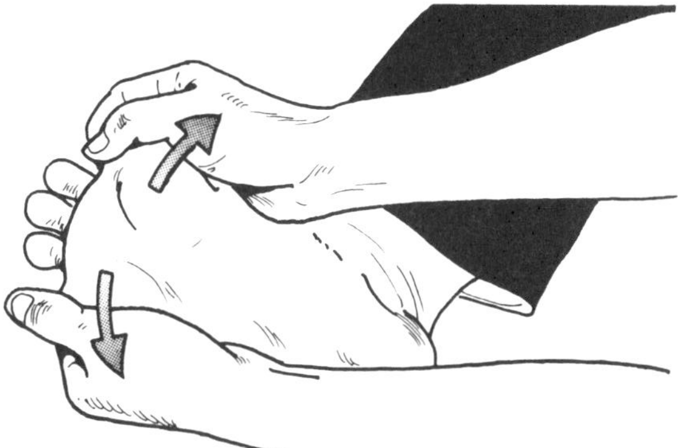

簡單伸展運動

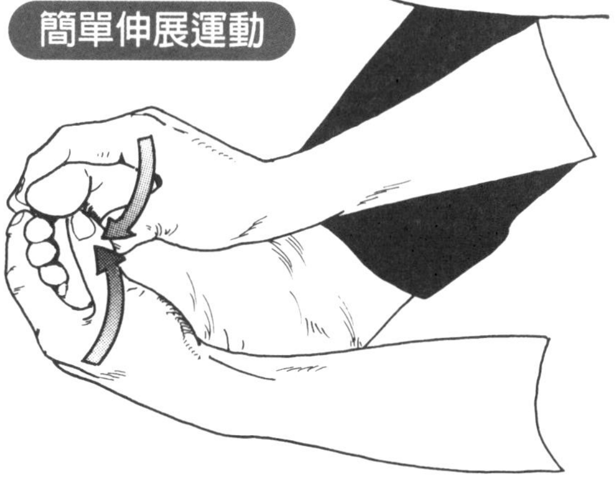

每日注意點

＊尼泊爾老鸛草煎藥具有即效性。

＊下痢後，將蘋果切碎，加熱到人體的溫度，食用後，有助於腸的正常化。

【生理痛、生理不順】

▼治療區域集中在足踝周圍

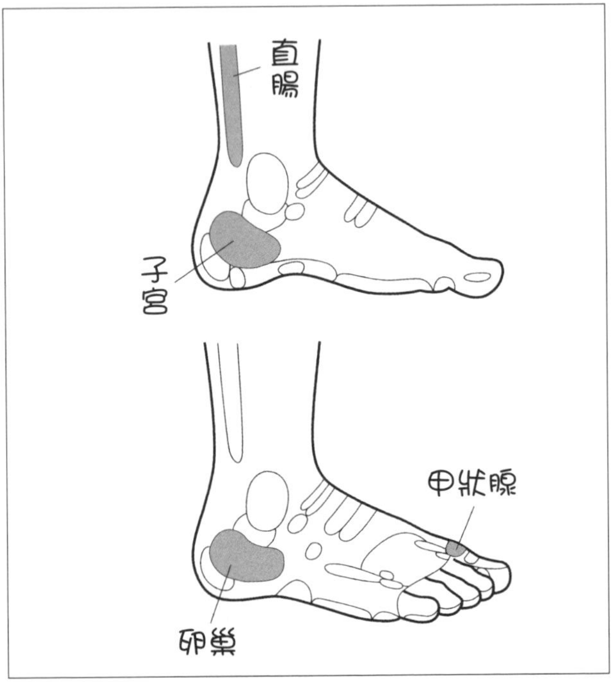

只有女性才了解的疼痛是生理痛。事實上，是非常煩人的症狀，只能服用鎮痛劑加以處理。

這時，區域刺激有效，使用的區域是子宮、卵巢、副腎、甲狀腺。可以進行力量稍強的捏腳。

尤其足踝周邊集中與生理有關的區域，平常就必須要揉捏足踝周圍。

生理不順也可以刺激同樣的區域，加以改善。

輕鬆刺激法

使用強弱力量，按壓、揉捏疼痛處。

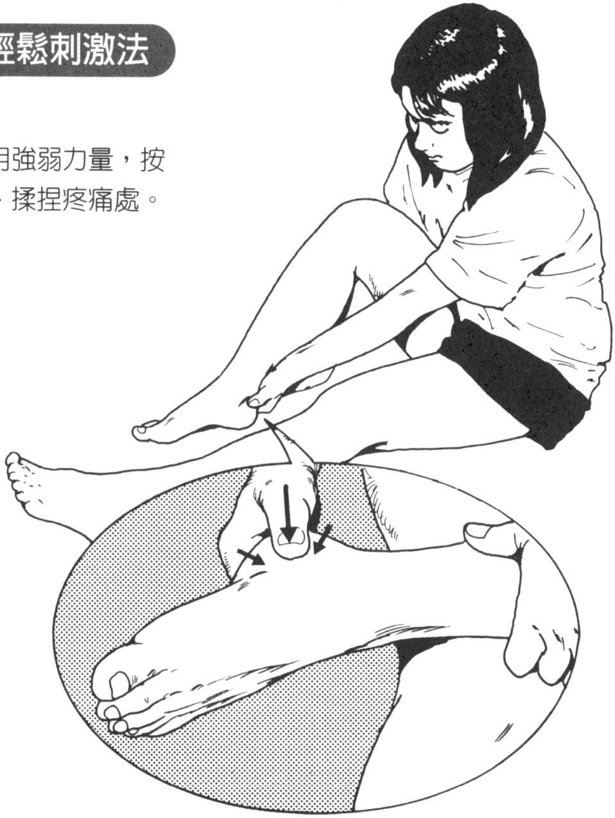

每日注意點

＊不要穿束褲等緊縮身體的衣物。
＊盡可能多攝取弱鹼性食品。
＊不只是生理期，對於區域要持續給予刺激。
＊嚴重的疼痛持續時，要接受專門醫師的檢診。

【頭痛】

▼腳拇趾是頭部問題的特效區

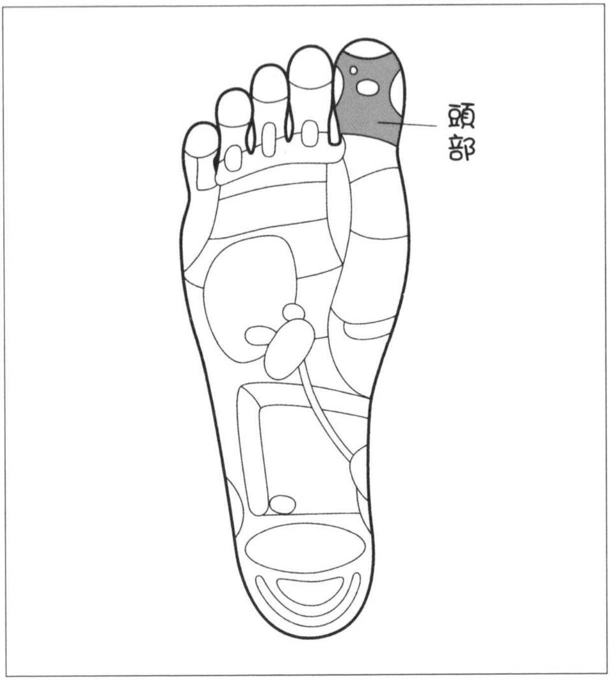

引起頭痛的原因有很多，在此要去除的是並沒有罹患其他疾病，也就是不必擔心的頭痛。

這種頭痛稱爲**本態性的頭痛，是因為過度疲勞、緊張、壓力等原因**所引起的。

腳拇趾是頭部區。充分揉捏整個腳拇趾。拇趾趾腹的部分、側面的部分等，可以給予較多的刺激，如果太滑，可以用手巾蓋住拇趾，再給予刺激。

輕鬆刺激法

用手巾等蓋住，避免太滑，再給予捏腳刺激。

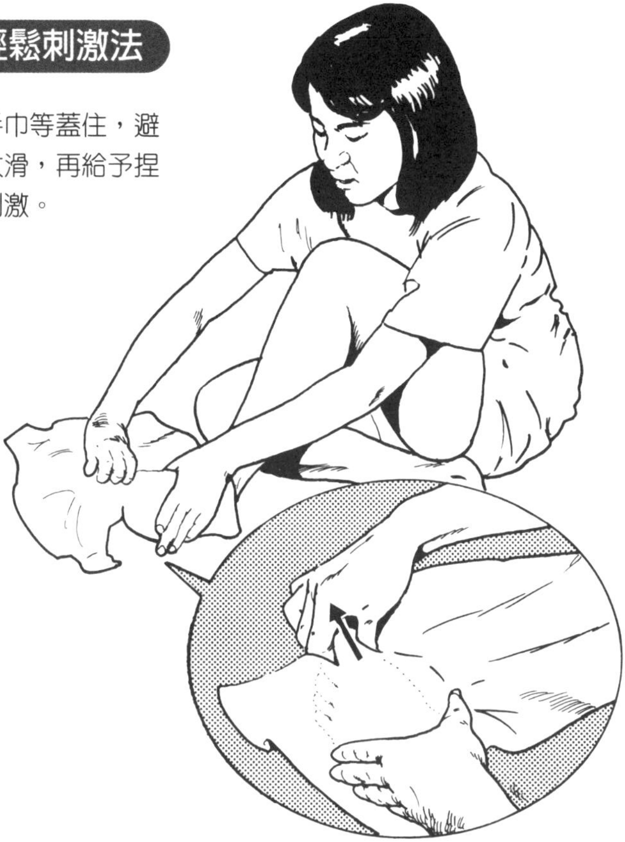

每日注意點

＊近視的人要檢查眼睛度數合不合。
＊有時是因為穿了太小而不適合的鞋子所造成的。
＊避免睡眠不足。

◆雙層巴士的車掌長壽的理由

英國某份雜誌報導以下內容，即倫敦的名產雙層巴士。

倫敦醫師調查巴士的駕駛和車掌的心臟病狀況，結果發現駕駛和車掌比較時，駕駛罹患心臟病的人比較多。

在倫敦和東京一樣，因為汽車塞車而非常地混雜。經常在路上停車，所以，巴士的駕駛必須要多花點心思，容易壓力積存，得心臟病的機率非常高。

但是，同樣在巴士上的車掌卻很少人罹患心臟病。

這種狀況意味著，容易積存壓力的駕駛，心臟病較多。壓力較少的車掌不容易罹患心臟病。

希望各位記住，我所說的是雙層巴士，亦即車掌必須要

腳的趣味雜學

上下樓梯好幾次，與駕駛相比，腳的運動量較多，就運動量的觀點來看，差距非常大。

不容易罹患心臟病，與其說是壓力的差距，不如說是運動量的差距。

上下樓梯會刺激車掌的腳底，有助於創造健康。

【胃痛、噁心、胃炎】

▼利用腳，保護胃，免於壓力、吃得過多、喝得過多的傷害

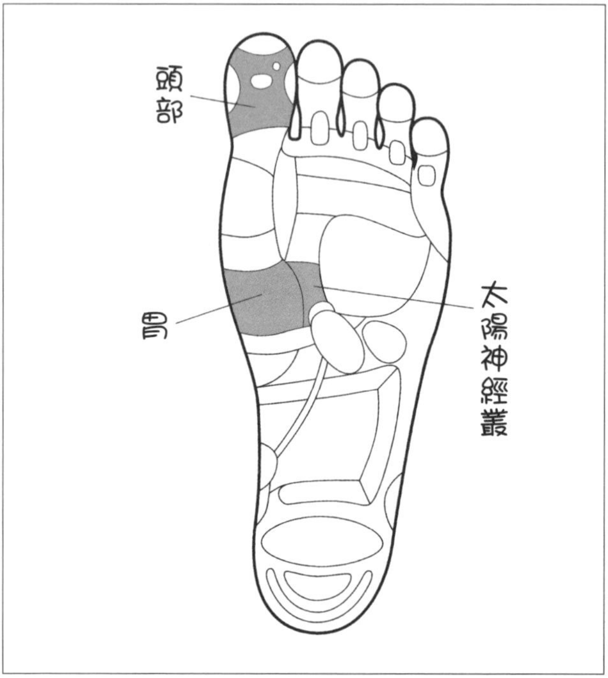

現在胃失調的人或多或少地增加了，公司的人際關係、工作的煩惱、飲酒過多等，增加了胃的負擔。

胃痛、噁心等症狀，刺激胃區域，便能使其輕鬆。用拇指指腹用力揉捏，用圓頭棒按壓太陽神經叢區，也要充分揉捏頭部區，就能消除與胃關係密切的壓力。

簡單伸展運動

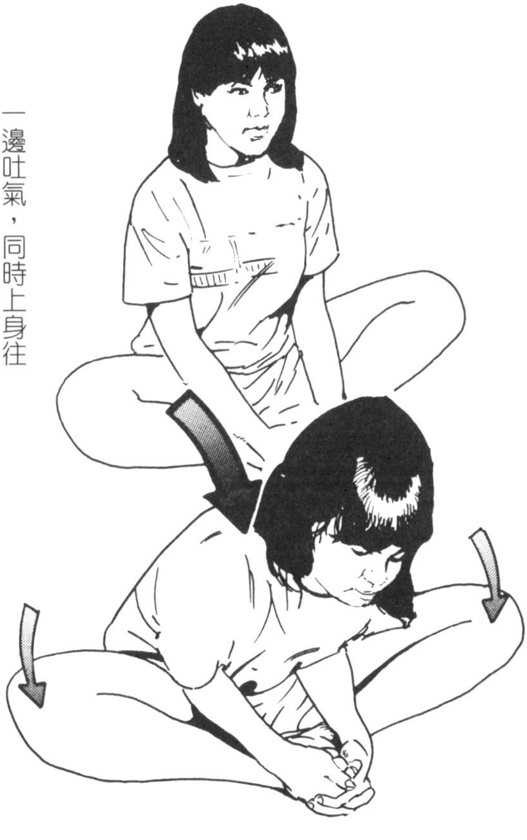

一邊吐氣，同時上身往前倒的放鬆姿勢。

每日注意點

* ＊積極進行使身心放鬆的運動或瑜伽、氣功等健康法。
* ＊將納豆、海帶芽、秋葵等加熱到人體肌膚的溫度再吃，能夠有效地治好胃黏膜糜爛。

【肩膀痠痛】

▼不光是肌肉疲勞，出人意料之外的肩膀痠痛原因

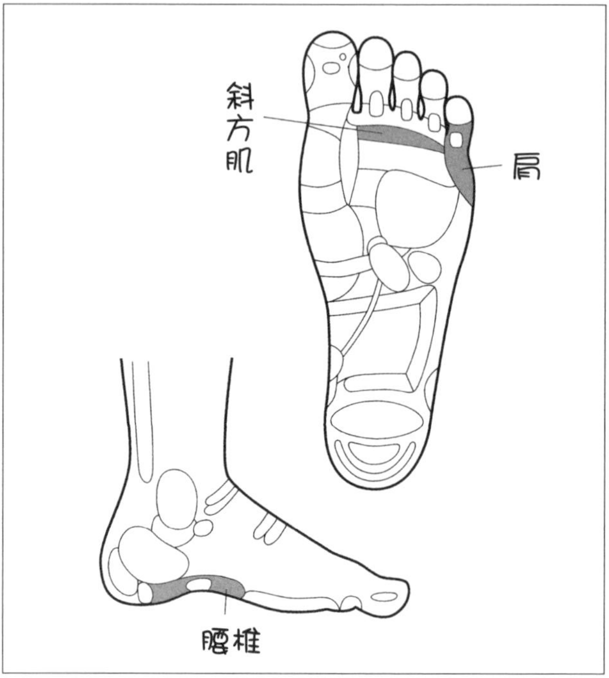

經常坐辦公桌的人，有的人會肩膀痠痛，有的人卻不會。持續同樣的姿勢，通常會肩膀痠痛，是因爲肌肉疲勞所造成的。

如果放任不管，非常危險，**會增加内臟的負擔，也可能引出其他的症狀**。

如果肩膀痠痛，則要仔細按摩斜方肌區，其次要充分對於腰椎、肩區進行捏腳。最後要捏整個腳。

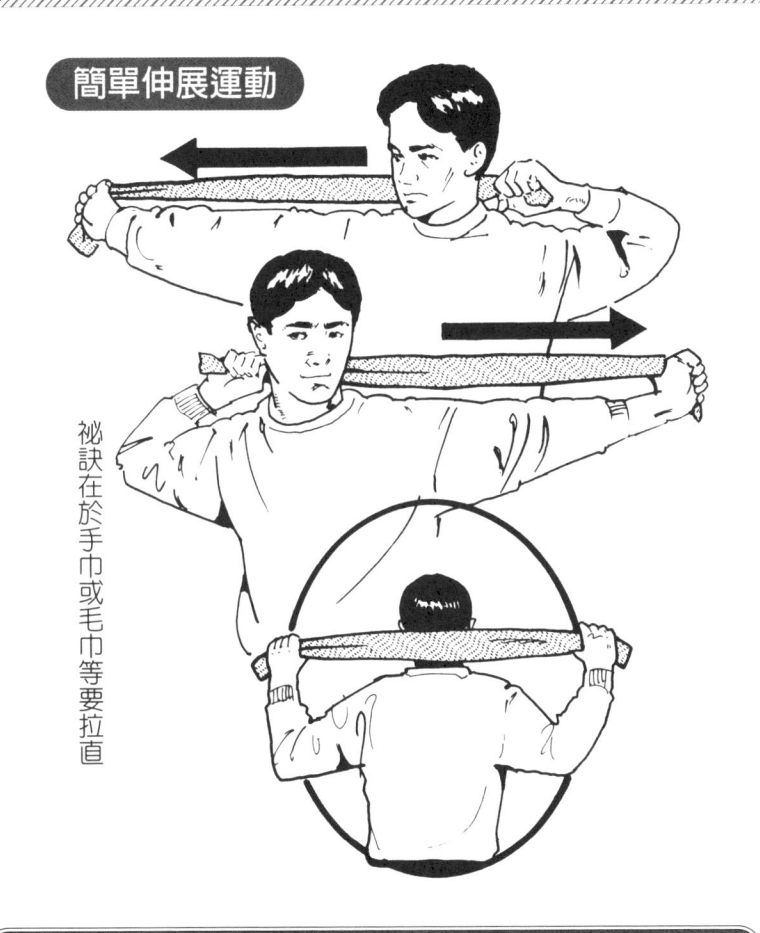

每日注意點

＊長時間穿高跟鞋或較小的鞋子之後，要進行88頁的捏腳動作。

＊有時會造成眼睛疲勞或血壓異常，因此，要檢查眼鏡和血壓。

【頸部痠痛、落枕】

▼頸部失調，用腳踝治療

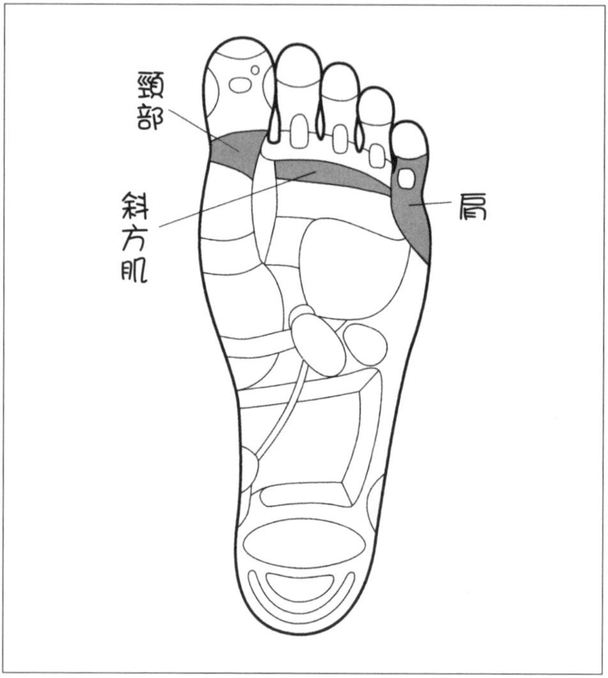

持續同樣的姿勢或不自然的姿勢，會造成頸部痠痛，請進行治療肩膀痠痛的方法。

早上起床，頸部痠痛是因爲落枕所造成的。如果認爲會漸漸痊癒而放任不管，**從頸部到背部，甚至到腰，都會疼痛**。

必須立刻刺激頸部、斜方肌，和肩區。

充分轉動腳踝，對於落枕也有效。

輕鬆刺激法

同時放鬆腳趾腳踝
的簡單技巧。

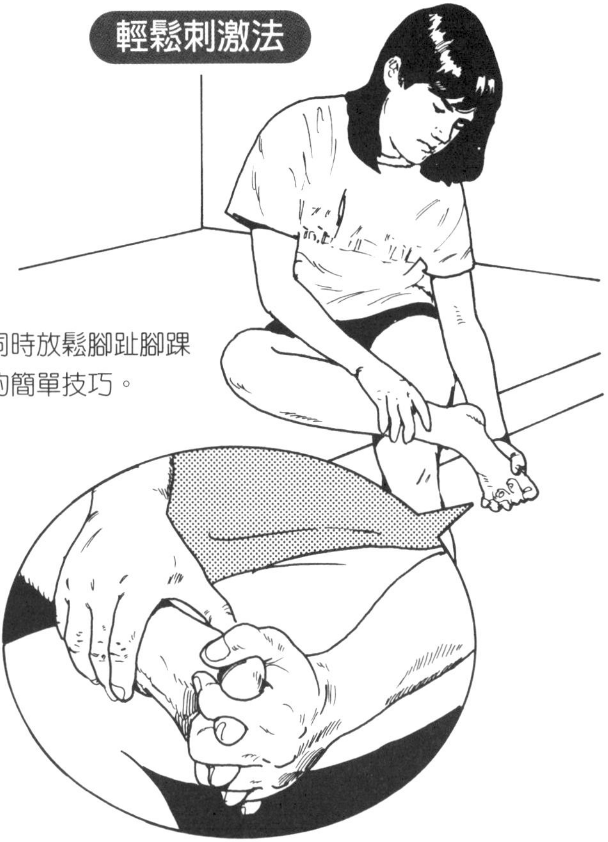

每日注意點

＊很晚睡的人，要先進行頸部和肩膀的按摩之後，再睡覺。

＊用熱毛巾溫敷腳踝也有效。

【背部的疼痛】

▼全身疲勞所引起的危險訊息

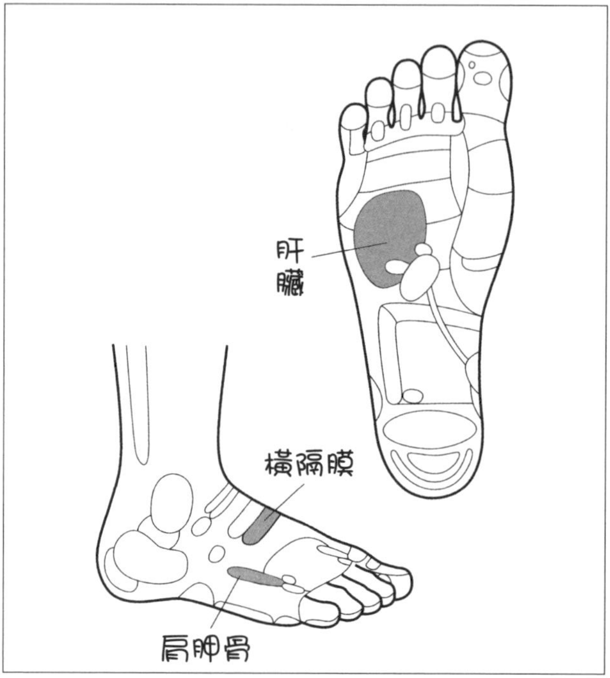

持續不自然的姿勢，不僅會造成肌肉疲勞，同時會使**內臟疲勞積存而引起背痛。**

這是來自身體的訊息，要你靜養，不可太過勉強。

刺激區域爲，首先，是肩胛骨。要捏腳背的外側，刺激在腳背上的橫膈膜區，最後刺激肝臟區。

當疲勞積存時，要捏整個腳，加以預防。

簡單伸展運動

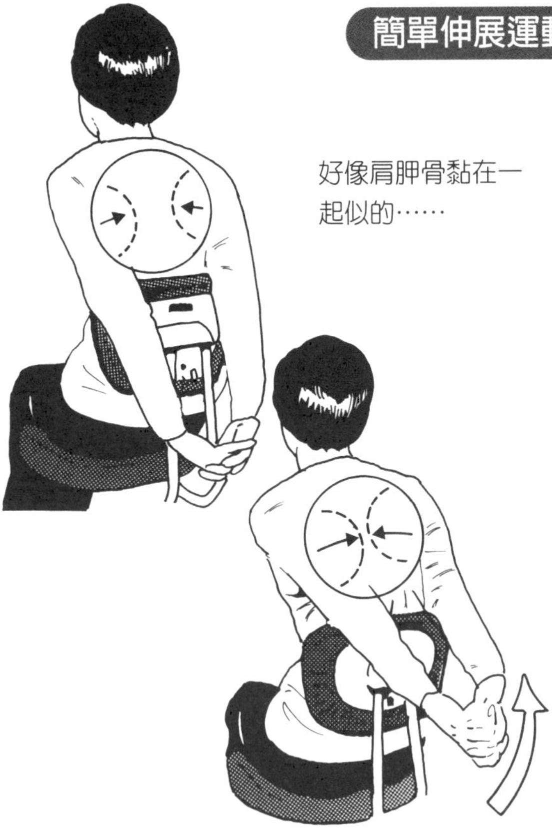

好像肩胛骨黏在一起似的……

每日注意點

＊避免疲勞積存。
＊不要暴飲暴食。
＊如果原因是肌肉疲勞，要進行治療肩膀痠痛的方法。

◆避免購買後後悔的高明選鞋法

保持腳的健康最重要的是選鞋子。要記住選鞋的檢查重點。

首先，是腳跟。太緊的鞋子會成為磨破腳的原因，要檢查是否完全吻合，其次要看尺寸的大小，太鬆的鞋子會成為腳疲勞的原因。要穿合腳的鞋子。

再來，要觀察腳尖。腳尖要稍微有一些餘地，太吻合會造成疲勞。

此外，在硬的地面走走看，或用腳跟或腳尖站立，會不會感覺疼痛，如果不痛，就合格了。

腳的趣味雜學

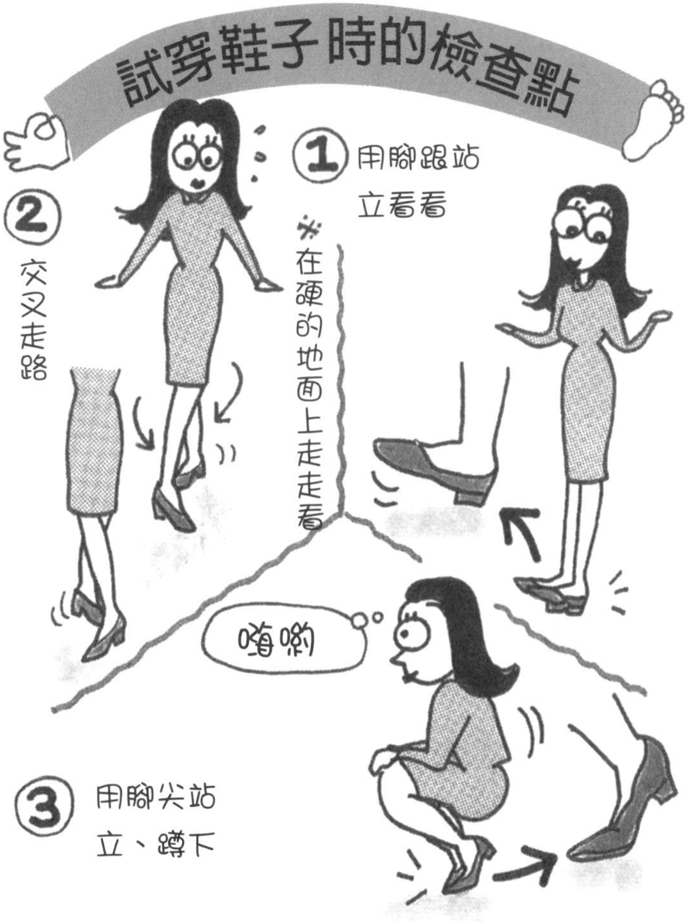
試穿鞋子時的檢查點
1 用腳跟站立看看
2 交叉走路
※在硬的地面上走走看
嗨喲
3 用腳尖站立、蹲下

【腰痛】

▼與內臟有密切關係的疼痛原因

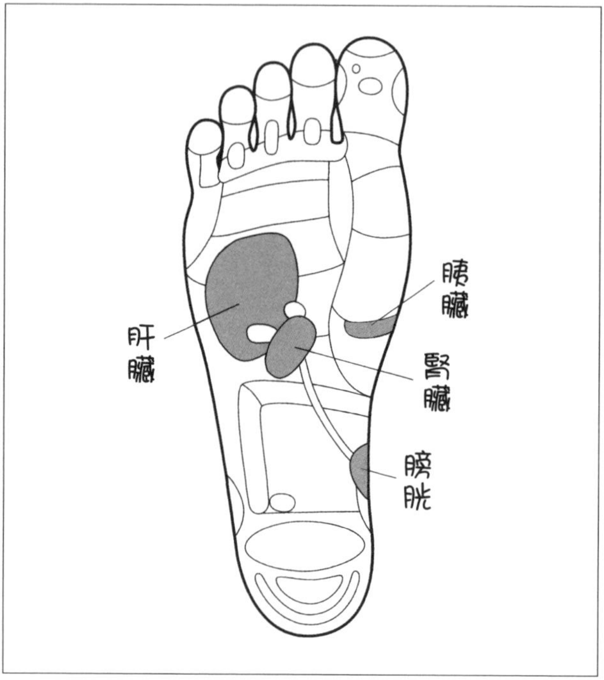

腰痛是現代病之一。在十年以前，還算是老人病，現在卻已經不問年齡了。甚至10幾歲卻腰痛的人大有人在。

腰痛與其說是疾病，不如說是症狀，原因有很多，並無決定性的治療法。

腰部感覺沈重時，首先，要揉捏膀胱區，再刺激腎臟、胰臟、肝臟各區。

如果清楚原因，則要接受專門醫師的診斷。

簡單伸展運動

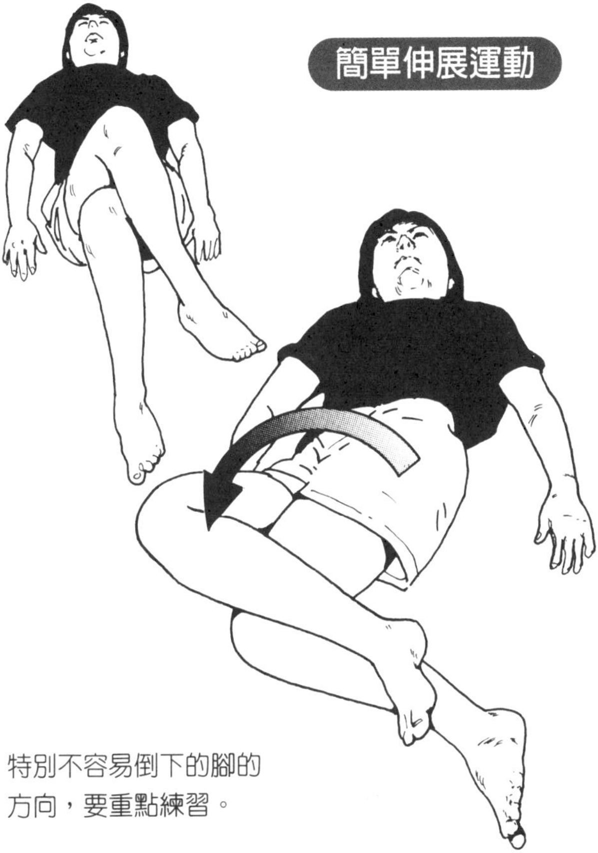

特別不容易倒下的腳的
方向，要重點練習。

每日注意點

＊對腰部感覺不安的人，不要突然站起來，或將重物往上抬，在日常生活中必須注意。
＊使用腰部的運動，在開始之前，一定要充分做暖身運動。

【貧血】

▼刺激紅血球的再生工廠

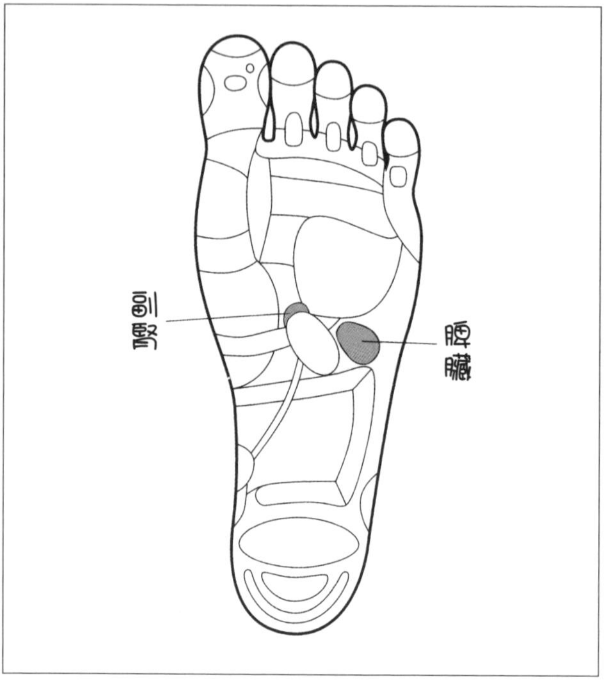

女性較多出現的貧血，有時症狀較輕，容易放任不管，但是，**放任不管則會成為婦女病的溫床**，因此要趕緊處理。

低血壓和貧血根本上是不同的，但是，一般人容易將其混淆。像起立性昏眩等，是低血壓引起的暫時貧血狀態，與眞正的貧血不同。這一點要注意。

刺激區是脾臟、副腎。脾臟是紅血球的再生工廠，也是從根本治療貧血的重要區域。

輕鬆刺激法

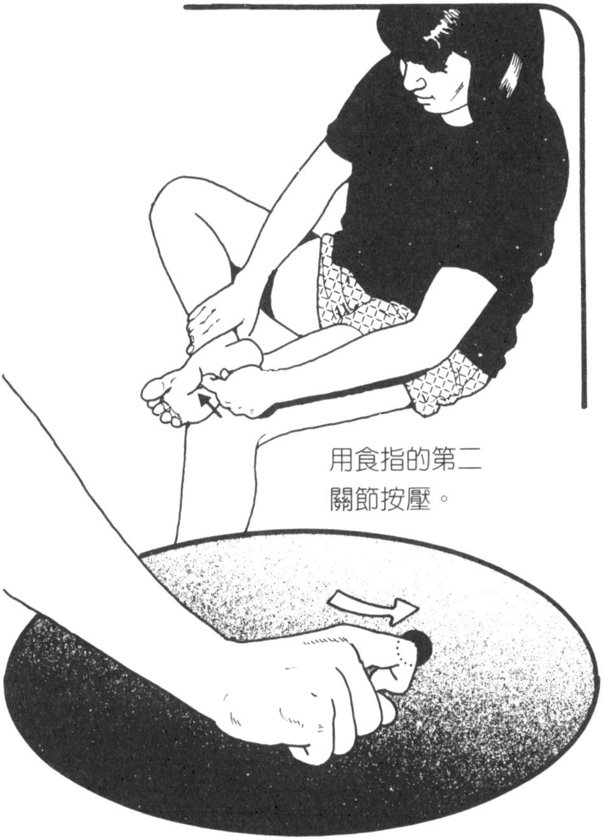

用食指的第二
關節按壓。

每日注意點

＊充分攝取含有鐵質的食品（肝臟、菠菜等），下半身做日光浴，提高造血作用。

＊不要忘記攝取能夠幫助鐵質吸收的維他命C。

＊含有礦物質的食品也具有造血作用。

【頭昏眼花】

▼去除存在於內耳的原因

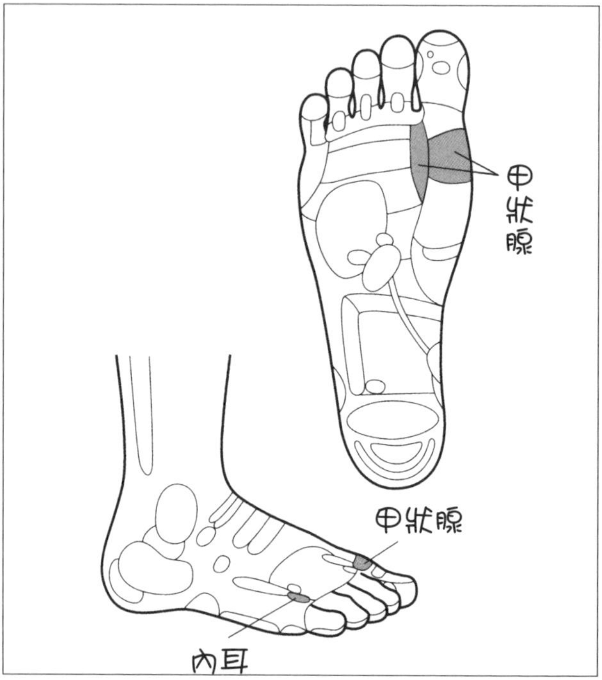

頭昏眼花原因包括梅尼埃爾病、高血壓、胃腸障礙、貧血等，這些疾病對於耳的內耳平衡器官產生作用時，就會引起異常。

我們視爲理所當然的站立走路，事實上，只是藉著內耳平衡器官的平衡所達成的。一旦發生異常時，就會覺得搖搖晃晃。

刺激的區域是內耳區。也要刺激腳背、無名趾趾根附近，同時也要刺激甲狀腺區。

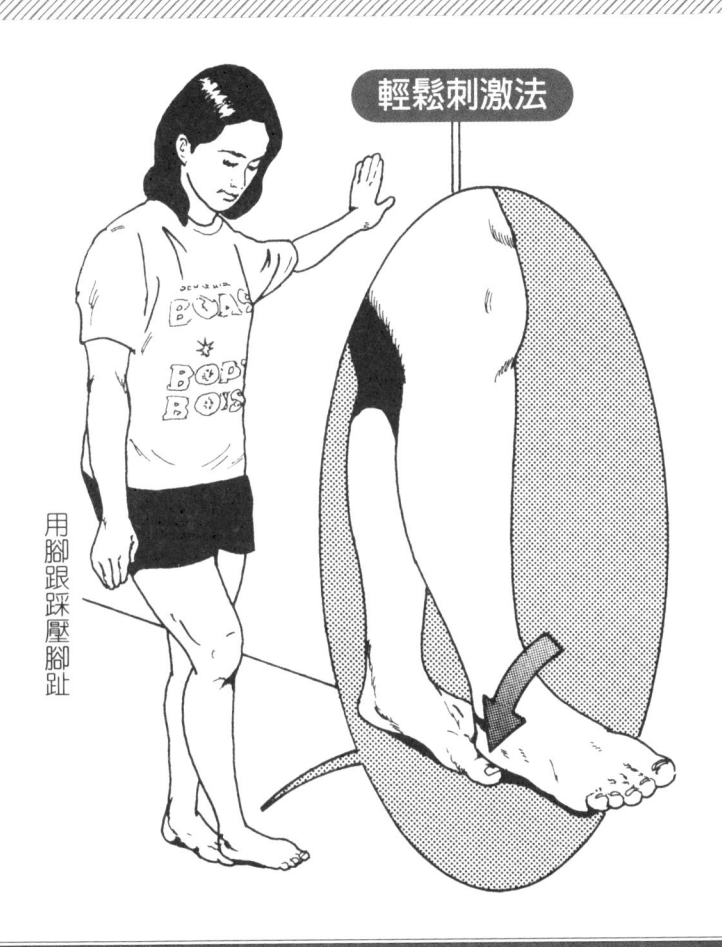

每日注意點

*原因不明的頭昏眼花，要接受專門醫師的診斷。
*如果明白原因，要刺激對應區域。梅尼埃爾病→耳區、高血壓→148頁、胃腸障礙→胃、小腸區、貧血→124頁等。

【神經疲勞、焦躁】

▼心理的疲勞可藉由這個刺激與伸展運動來消除

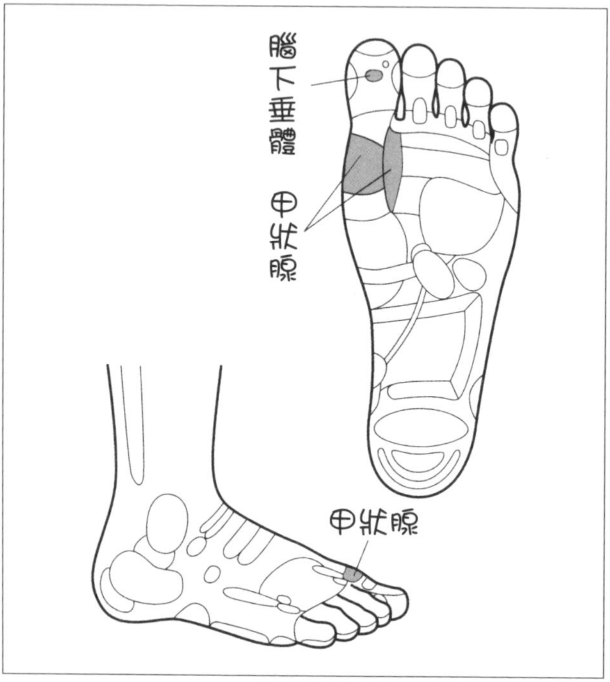

焦躁的原因是神經疲勞，這是因爲**心理受到壓迫，失去感情的控制所引起的**。

雖然不算疾病，但是，勉強忍耐，會成爲身體的毒，所以，一定要消除神經疲勞，使身體穩定才行。

刺激區域是甲狀腺區。充分揉捏這個部分，再刺激腦下垂體區。這裡是腳拇趾趾腹。要刺激整個拇趾趾腹。

簡單伸展運動

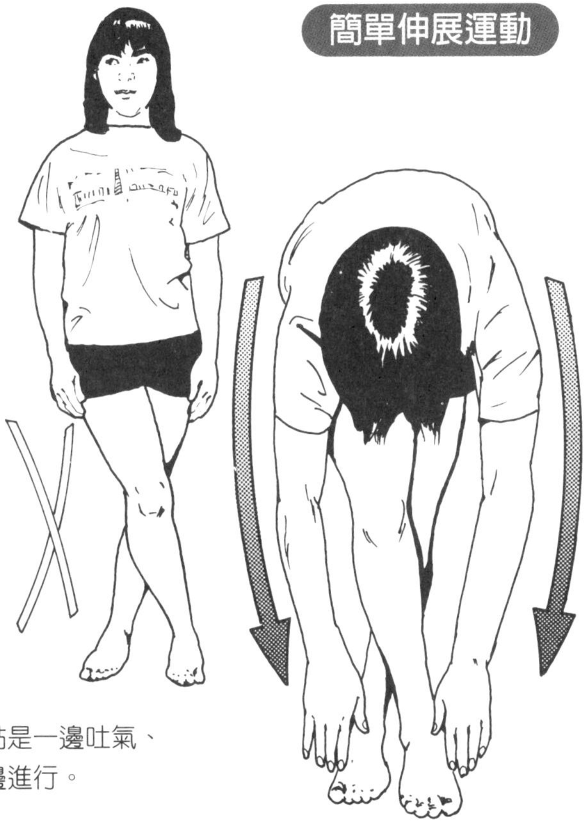

重點是一邊吐氣、
一邊進行。

每日注意點

＊利用全身按摩和伸展運動等柔軟全身。

＊多攝取含有鈣質的食品。

【更年期症狀】

▼有配合各種症狀的區域

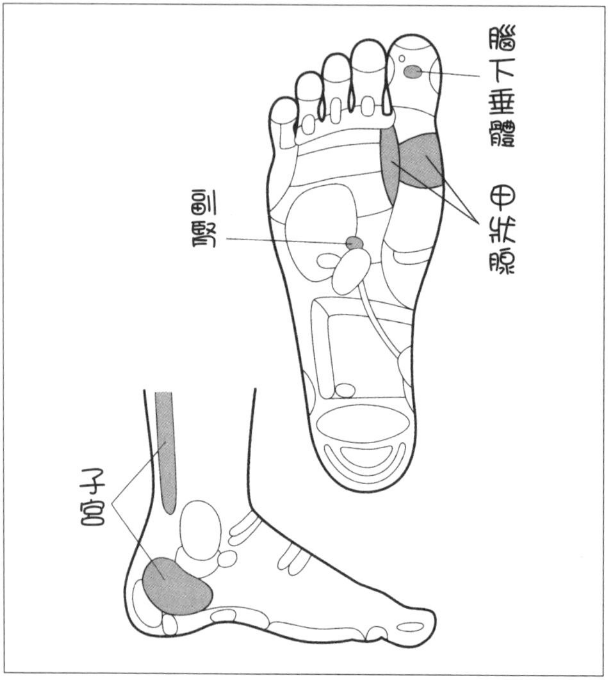

更年期症狀是女性生理期停止所引起的各種症狀的總稱。

並非所有女性都會出現這些症狀，不過，會出現**頭痛**、**肩膀痠痛**、**手腳發冷**、**頭昏眼花等不明原因**，很不愉快的狀態。

首先，要集中刺激子宮、卵巢區，此外，還要刺激副腎、甲狀腺、腦下垂體區。依症狀的不同，對應區也要一併刺激。

簡單伸展運動

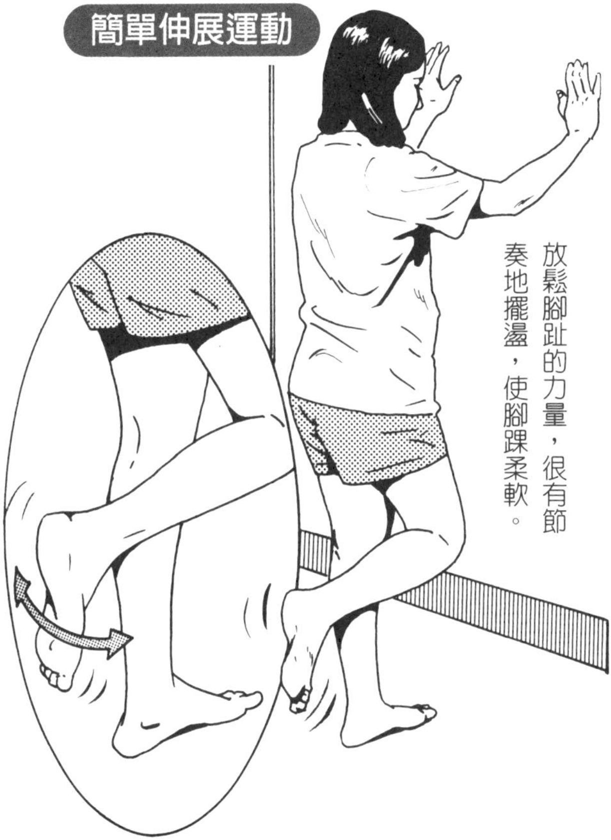

放鬆腳趾的力量，很有節奏地擺盪，使腳踝柔軟。

每日注意點

* 更年期還沒有到的人，平常就要藉著捏腳加以預防。
* 更年期是第二青春的開始，保持積極的姿態，便能減輕症狀。

【失眠症】

▼鎮定神經，放鬆的祕法

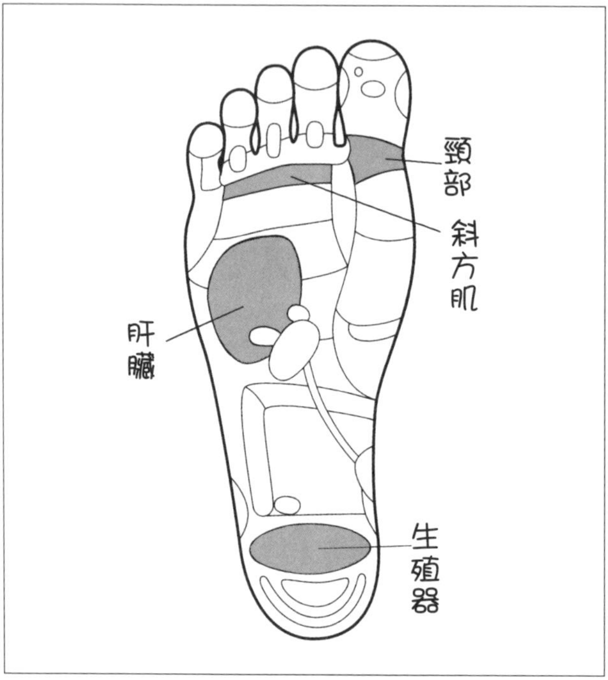

雖說是失眠症，**事實上，還是會睡著**，如果眞的睡不著，人就會死亡。

不容易**熟睡或睡眠較淺，不算是失眠症，放任不管也無妨**。如果擔心，可以刺激以下的區域。

刺激生殖器、肝臟、頸部、斜方肌等各區，同時兩腳腳脖子轉動100次，如此就能得到安眠。

輕鬆刺激法

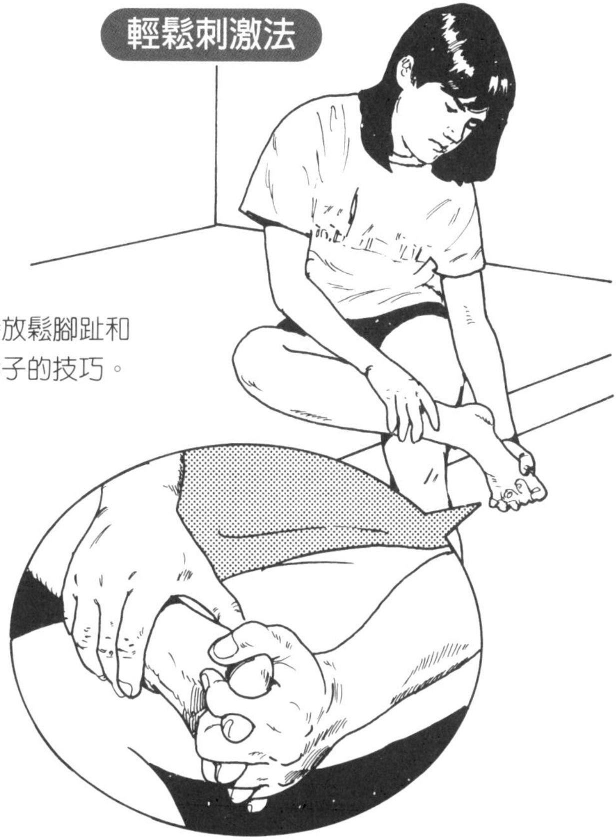

同時放鬆腳趾和
腳脖子的技巧。

每日注意點

＊大多是壓力導致不易熟睡，因此要消除壓力。
＊為了鎮定興奮，可以在睡前進行30分鐘的冥想。
＊睡前先溫熱腳。

【不易熟睡，睡醒時不舒服】

▼能夠熟睡的區域

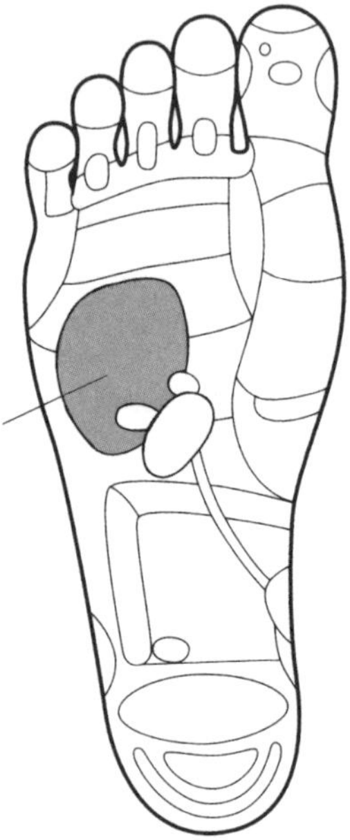

不容易熟睡是**神經處於興奮狀態，無法鎮定下來所造成的**。無法熟睡，睡醒時也會覺得不舒服，這一點和失眠症非常類似。首先要刺激這些區域。

要刺激肝臟區，同時，從腳脖子到膝下，由下往上（朝向心臟的方向）充分揉捏。用雙手揉捏，用雙手往上摩擦似的，給予刺激。

簡單伸展運動

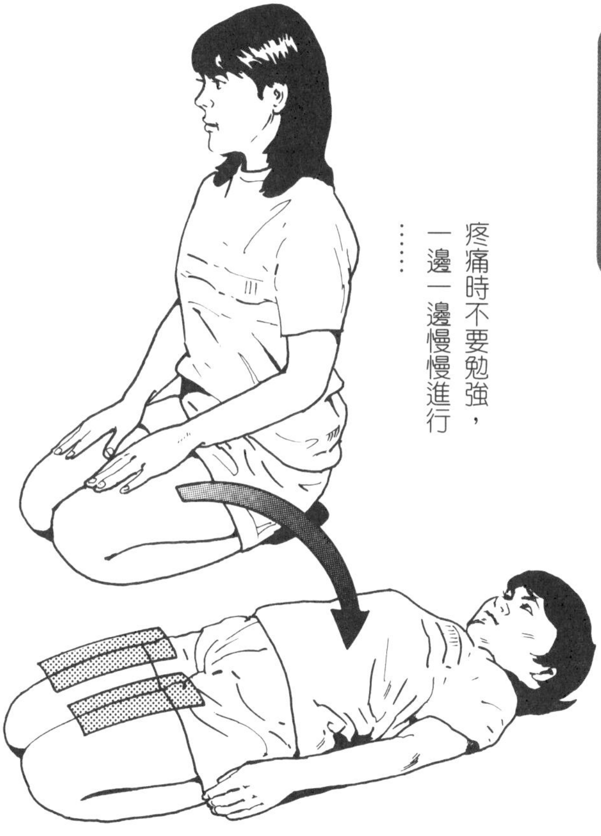
疼痛時不要勉強，
一邊一邊慢慢進行……

每日注意點

＊壓力會使神經處於興奮狀態，因此，要發散壓力。

＊疲勞蓄積，反而不容易熟睡，所以，在睡前泡個熱水澡能夠消除疲勞。

【感冒、咳嗽】

▼小區域也要好好刺激的方法

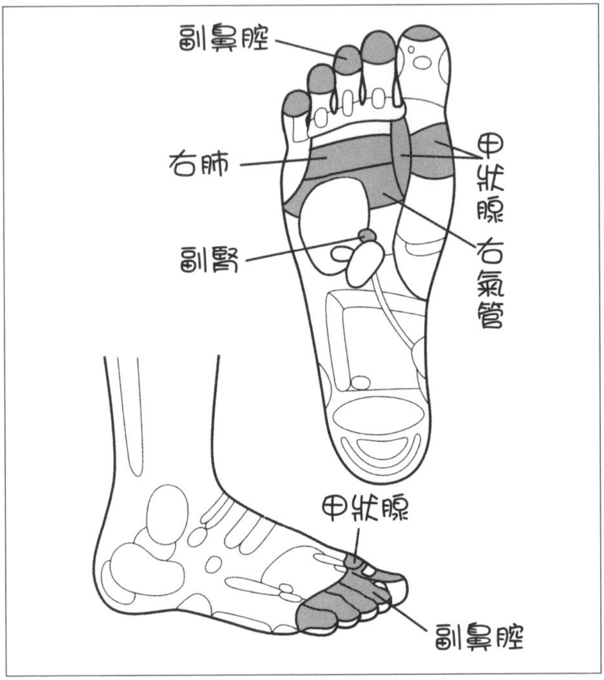

雖然不是很嚴重，但是，一旦感冒時，不管做什麼事情都會變得很消極。**感冒會消耗體力，在季節交替的時候，體溫調節不順暢時，容易感冒。**

此外，咳嗽時會覺得痛苦，提高不快感。

刺激副鼻腔、脾臟區，咳嗽時要刺激支氣管、甲狀腺、肺、副腎各區。

改善感冒時，要趕緊加以處置。

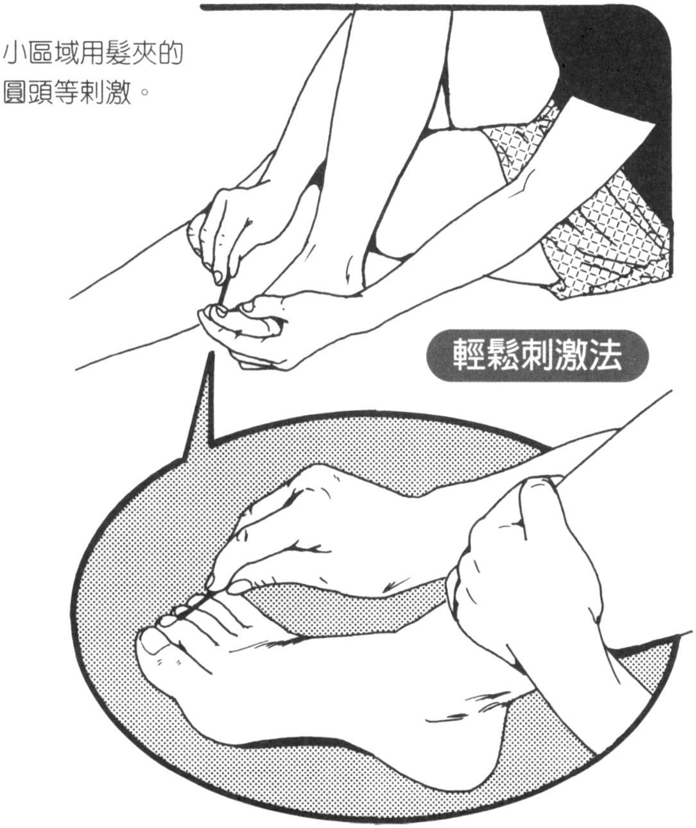
小區域用髮夾的
圓頭等刺激。
輕鬆刺激法

每日注意點

* 疲勞積存時，容易感冒，所以要保存體力。
* 開始感冒時，在大碗中放入切碎的蔥（一根份），及適量的味噌，倒入滾水，調拌後飲用。睡前喝能促進發汗，第二天早上，神清氣爽。

◆溫熱腳的時候、冷卻腳的時候

有句話說「頭寒腳熱」。使頭冷卻、腳溫暖，漢方認為這是對身體很好的方法。

如果腳溫暖，則能抑制發冷現象，睡得很好。如果是頭溫暖，的確是不太好。

但是，是不是要絕對保持腳熱呢？並非如此。

例如爬山幾個小時，腳好像棒子一樣硬，這時該怎麼做最好呢？此時，要脫掉鞋子，把腳放入自然的清流中，會產生一種難以言喻的幸福感，先前的疲勞煙消雲散——即用冷水冷敷腳。

有時也是需要使腳冷卻。

同樣的，頭腦不清晰，雖然沒有感冒，但身體倦怠……這時，連腳踝都要泡在冷水中，結果會變成什麼情形呢？腳泡在冷水中幾分鐘，原本茫然的頭，會變得很清晰。

為什麼呢？可能是腳突然發冷，使得腳的血管收縮，這時，要使其恢復原狀的復原力會發揮作用。為了使冷卻的腳溫熱，使得血液循環旺盛，因此，促進全身血液循環，使頭腦清晰。

但是，基本上還是要保持「頭寒腳熱」的狀態。只有在先前所敘述的時候，才要使腳冷卻。

【花粉症、鼻塞】

▼對於過敏有效的方法

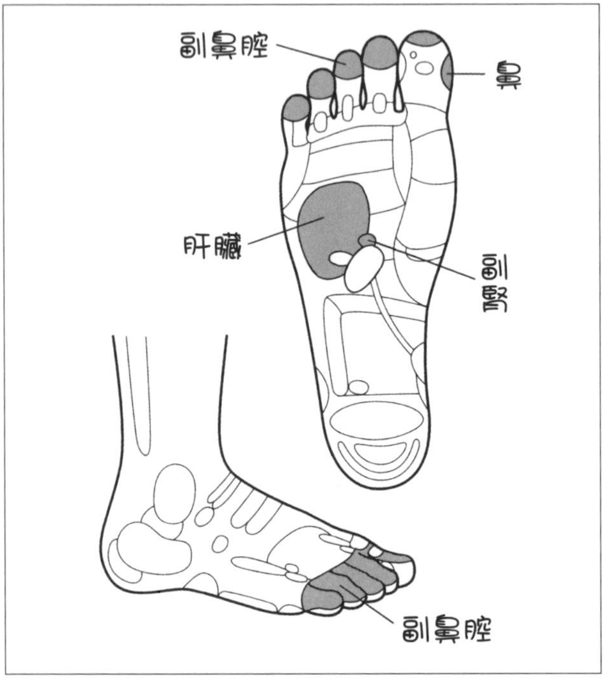

春天較多出現花粉症，會流鼻水、眼睛發癢，出現不快的症狀，是一種過敏現象。此外，**也有人認為原因是由壓力造成的**。

需要刺激的區域是鼻區。用手好像夾住腳拇趾似的，給予刺激，其次要刺激脾臟、肝臟、副腎各區。副腎區對於過敏有關的症狀非常有效。

鼻塞還要加上副鼻腔區的刺激。

簡單伸展運動

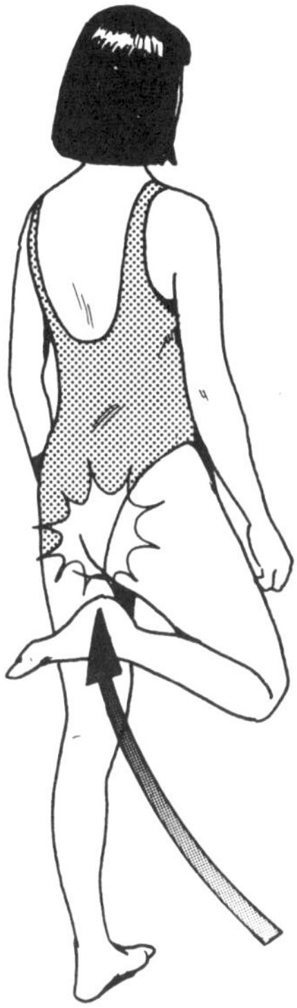

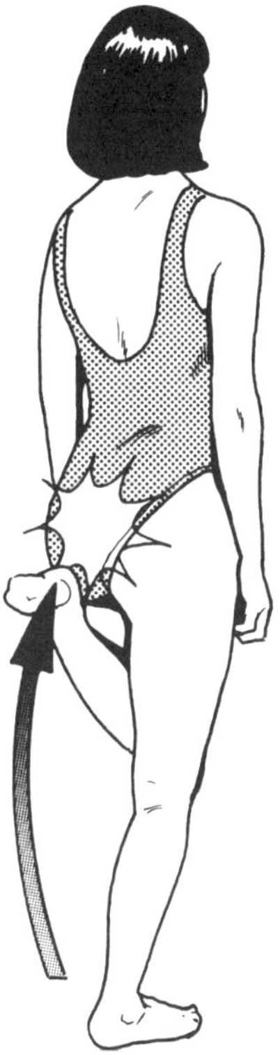

用腳跟將臀部往上
踢20～30次。

每日注意點

＊不要使壓力積存。
＊在花粉症時期到來之前，就要定期進行鼻、副腎區的刺激。
＊海藻類具有改善過敏體質的作用，要多攝取。

【牙痛】

▼關鍵在於強力刺激及手的穴道

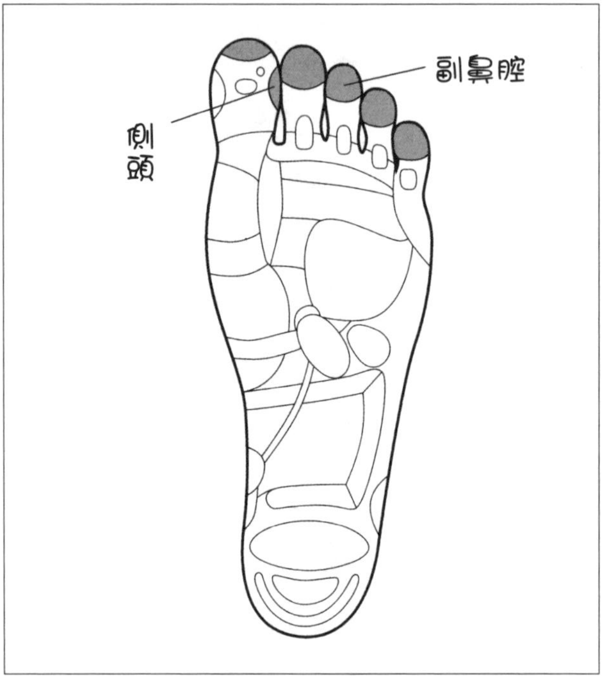

牙痛會直接刺激神經，難以忍受。當牙痛出現時，缺乏集中力，做什麼事都沒有幹勁。

這時要刺激區域。**是非常有效的刺激，一定要立刻做。**

刺激區域是副鼻腔。因爲是在腳趾的區域，所以，要強力刺激。此外，側頭區也有效，也要揉捏刺激。

如果是蛀牙，則要去看牙醫。

中國穴道刺激

一併刺激手的穴道
更有效。

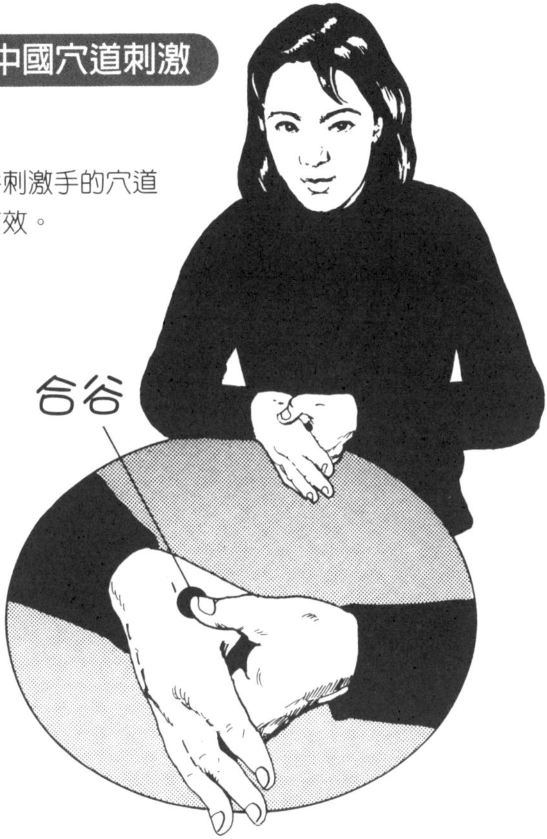

每日注意點

＊有蛀牙的話，要趕緊接受專門醫師的治療。
＊用指尖沾天然鹽按摩牙齦。
＊睡前保持口中清潔。

【宿醉】

▼促進酒精分解的特效穴

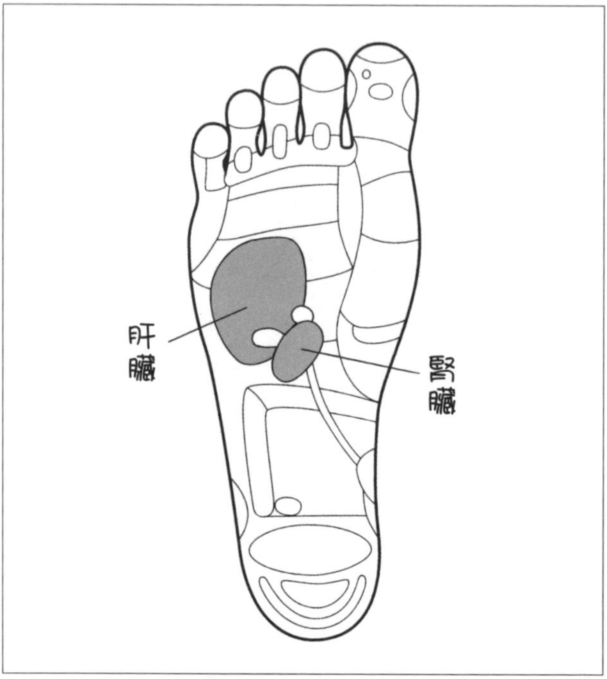

適量飲酒是好藥。但是，過度飲酒對身體有害。尤其飲酒過度造成的宿醉，最悲慘。清醒時，會覺得很痛苦。噁心或頭痛等，根本束手無策。

這時，要刺激肝臟區。因爲要**提高酒精分解工廠肝臟的功能**。此外，也可以給予腎臟區刺激，促進利尿作用，使酒精迅速排泄到體外。

輕鬆刺激法

用拳頭有節奏地敲打。

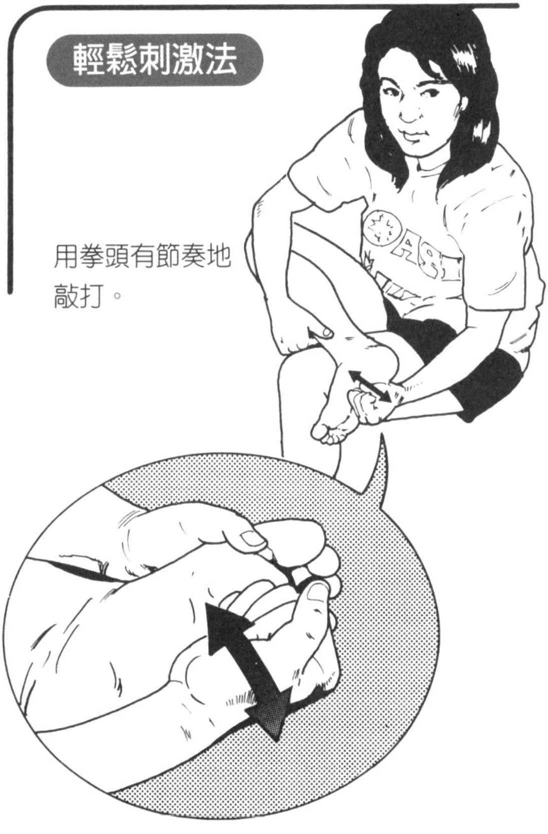

每日注意點

＊飲酒前，要刺激肝臟、腎臟區。
＊飲酒時，要多攝取水分。
＊飲酒時，要一併攝取食物。

【排尿次數接近】

▼不要忽略腎臟、膀胱的訊息

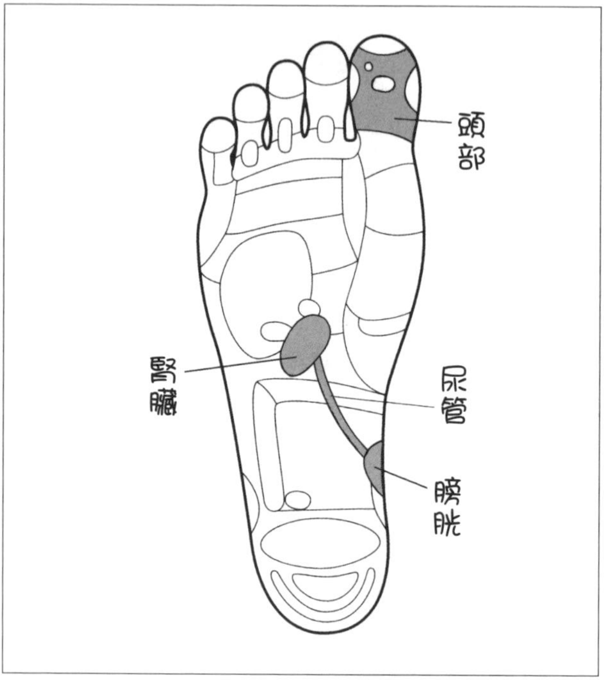

雖然不是膀胱炎等疾病，但是，排尿次數接近。**頻尿不是特有的疾病，但是，卻是來自腎臟、膀胱的訊息**，要盡早去看專門醫師。

排尿次數接近時，要刺激腎臟與膀胱區，花10分鐘好好地按壓揉捏。

相反的，不容易排尿時，也要刺激腎臟、膀胱區，同時，還要加上輸尿管和頭部區的刺激。

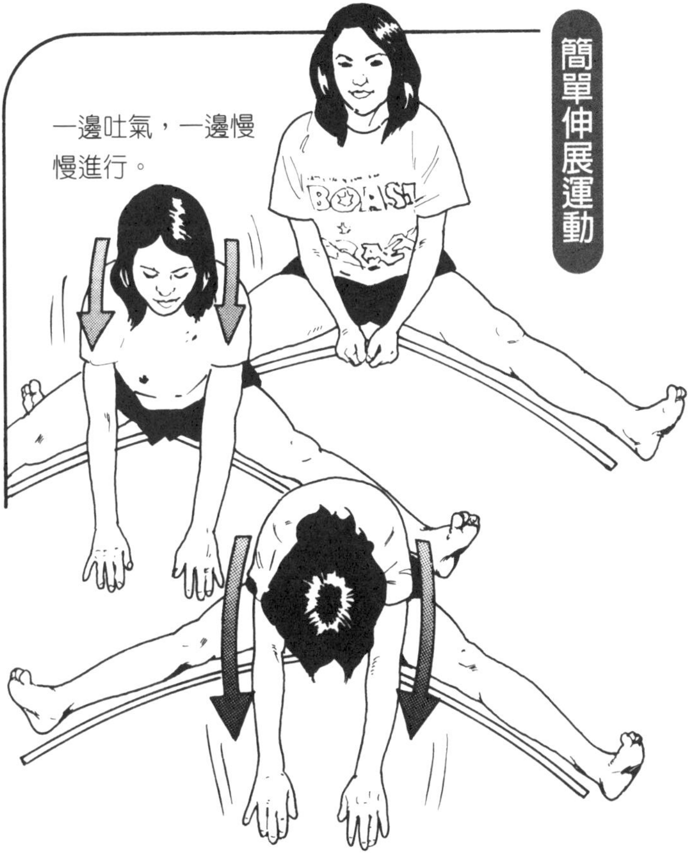
簡單伸展運動
一邊吐氣，一邊慢慢進行。

每日注意點

* 伴隨疼痛，則必須去看專門醫師。
* 如果是心理的不安導致頻尿、少尿時，一定要放鬆心情。

【低血壓】

▼使腎功能活性化，早上有強大力量

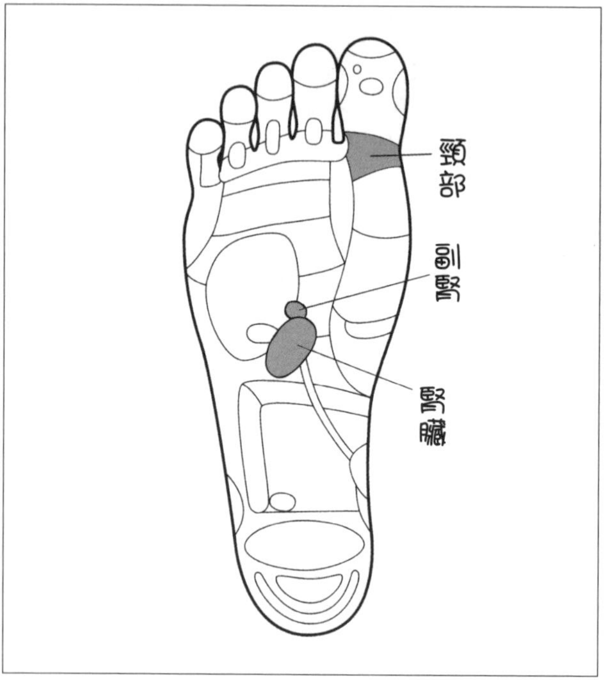

有的人擔心低血壓的問題，但是，女性七成都有低血壓的毛病。**如果不是很嚴重的症狀，就不用很擔心了**。可是，不算是正常的狀態。

刺激區域為副腎、腎臟區。充分刺激這些區域之後，再刺激頸部、內耳區。

總之，只要**使腎功能活性化，就能夠脫離容易疲倦、早上不容易起床等狀態**。

簡單伸展運動

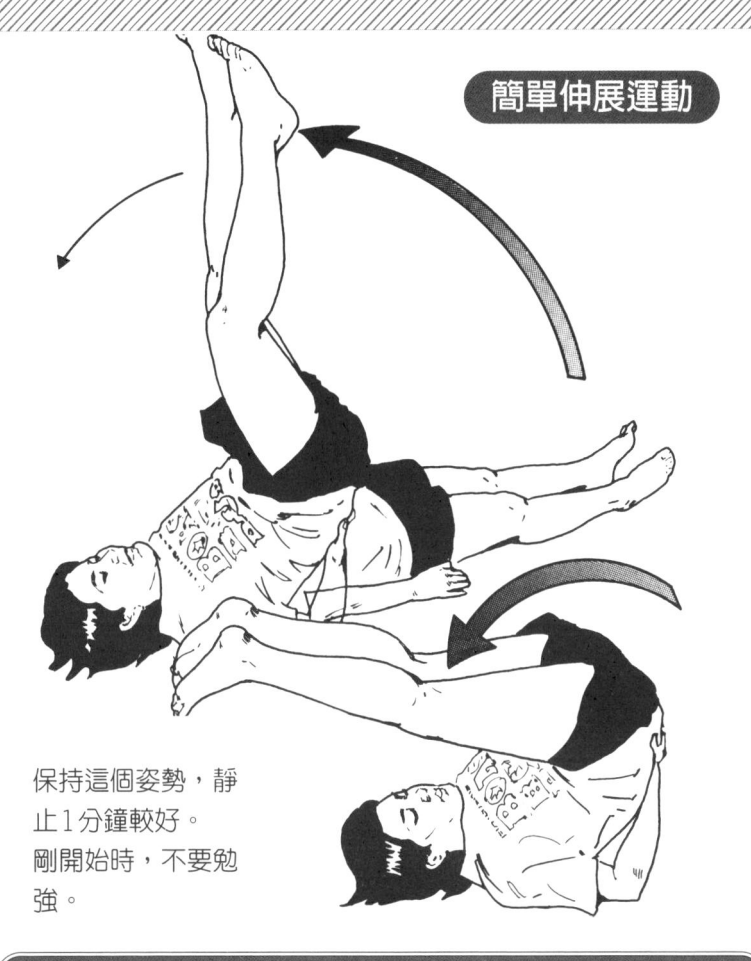

保持這個姿勢，靜止1分鐘較好。
剛開始時，不要勉強。

每日注意點

＊攝取飲食時，要考慮營養的均衡，尤其要積極攝取的飲食是胡蘿蔔、甘薯、南瓜、菠菜、芝麻、大豆等，哪怕是少量攝取也好，每天至少要攝取一項。

＊適度運動改善體質。

【高血壓】

▼盡早摘掉危險病芽的方法

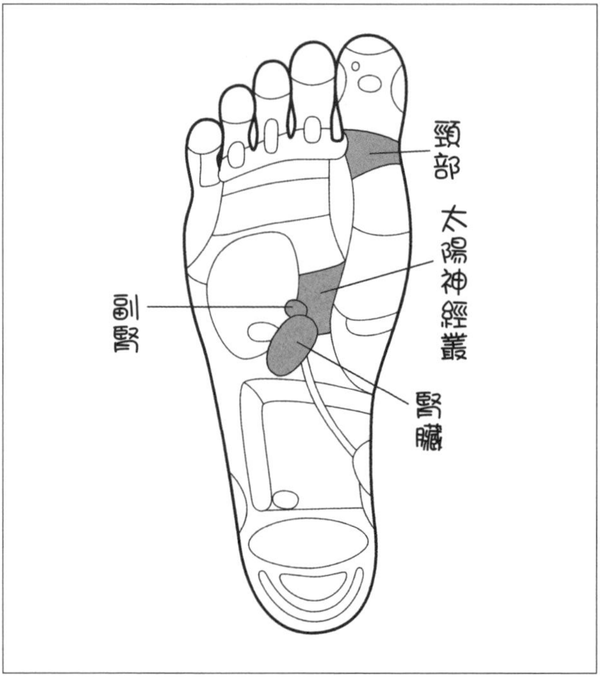

高血壓有時會出現有肩膀痠痛、頭痛等症狀，有時在不知不覺當中，血壓增高，等到**察覺時，可能已經是有生命危險的狀態了**。

首先，要刺激頭部區。其次要刺激腎臟、副腎、太陽神經叢各區。如果有肩膀痠痛、頭痛、失眠等症狀出現時，也要對於相關區域一併刺激。

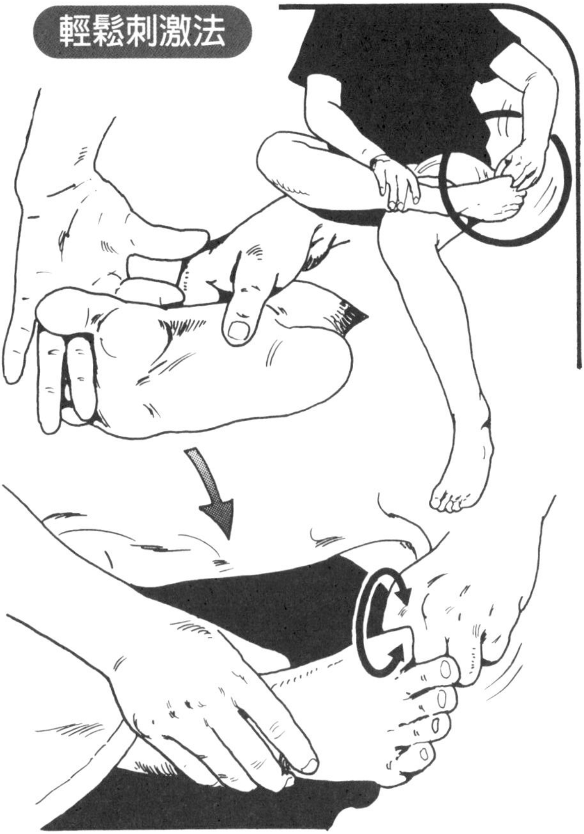

緊緊夾住腳拇趾根部，充分旋轉。

每日注意點

＊肥胖型的人較多出現，首先，要減輕體重，定期做運動、走路。
＊經常飲用桑葉茶，具有降血壓的效果。
＊吃醋漬大豆也有效。

◆容易出現的腳的問題處理法(1)

■外反拇趾

腳拇趾根部朝外彎的狀態，以穿高跟鞋的人較多見。不要穿鞋跟太高的鞋子，是遏止其惡化的方法，如果不痛，使用市售的外反拇趾用物品也有效。

疼痛嚴重者，要接受專門醫師的診斷，有時需要動外科手術。

■鐵鍾趾

腳趾半斷，彎曲成山形，無法復原的狀態。和外反拇趾同樣是骨的變形。穿了鞋尖沒有餘地的小鞋子或高跟鞋，就會出現這種狀況。

重症時會引起腳趾關節脫臼，而且會產生嚴重的疼痛感，一定要去看專門醫師。穿了太小的鞋子或高跟鞋，洗完澡之後，每根腳趾都要充分旋轉、拉扯，便能預防這種症狀出現。

■陷凹甲

腳的拇趾指甲陷入肉中的狀態，會感覺刺痛，一旦有細菌進入時，會化膿。這是因為穿了鞋尖太細的鞋子或高跟鞋，造成指甲變形而引起的。

要穿合腳的鞋子，同時，保持腳的清潔，洗完澡之後要按摩腳趾，便能加以預防。

【冷感症】

▼不要光是刺激區域，還要利用這種刺激法

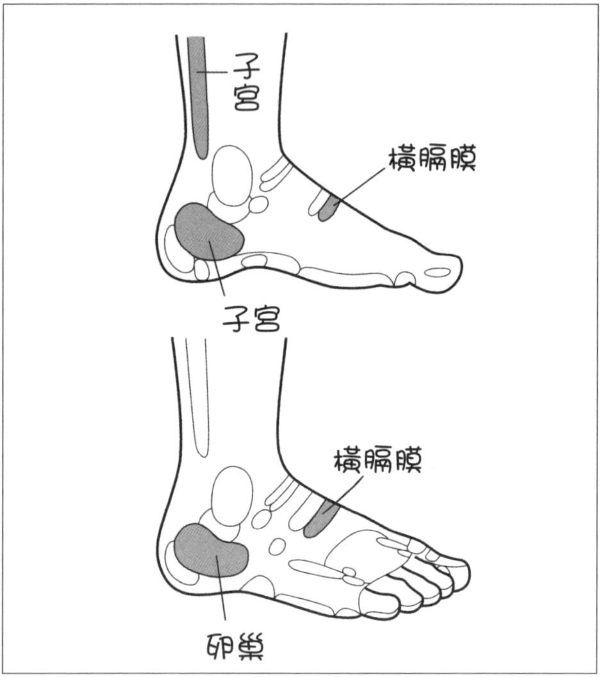

冷感症幾乎都是**心因性的問題**所造成的。大多是有一種無法進行性行為的偏見而起的。即使遇到了很棒的男性，也無法打從心底享受性愛之樂，的確令人覺得很遺憾。

但是，如果不是**體質的原因，冷感症是可以改善的**。刺激區域是在腳跟的卵巢、子宮區。充分刺激這個部位，再刺激在腳背的橫膈膜。最後，捏住頭部區，加以刺激。

簡單伸展運動

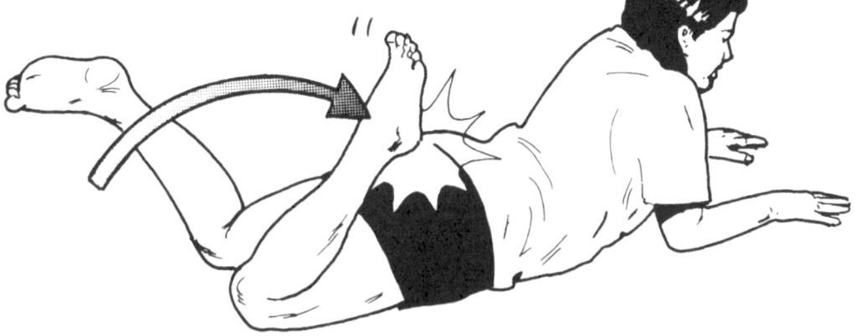

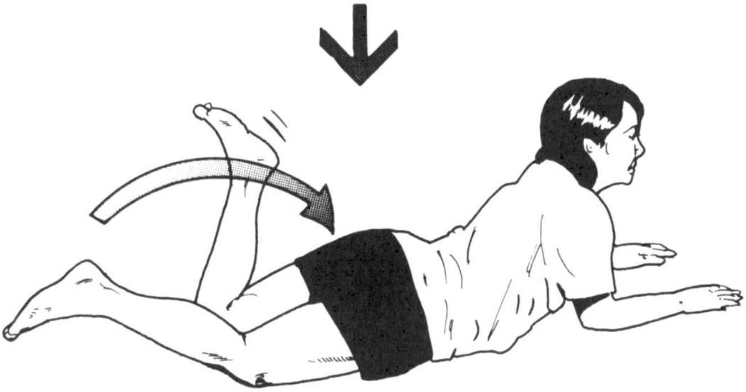

俯臥、踢臀，標準是
20～30次。

每日注意點

＊和丈夫或戀人要建立信賴關係。
＊了解性，不要認為性是骯髒的、不好的行為，要捨棄這些偏見。
＊過去心中的傷痕，要接受心理醫生治療。

【肝功能減退】

▼容易疲倦，則要檢查此處

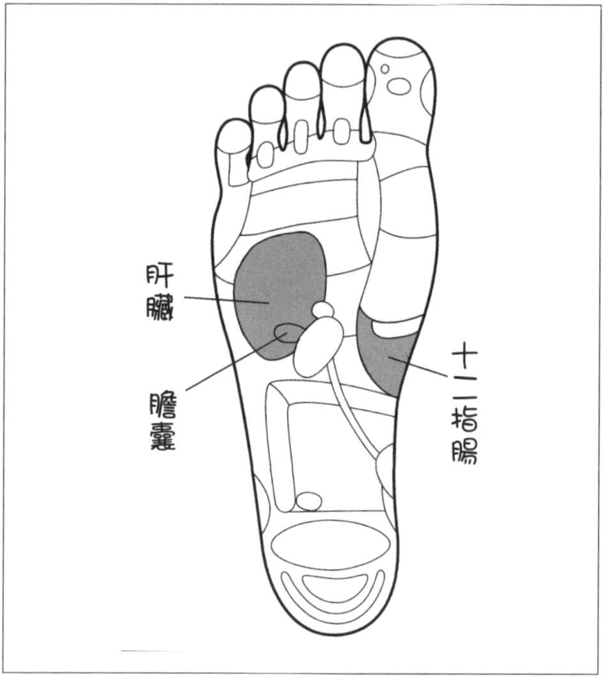

肝臟是體內進行解毒作用的重要臟器，而且，如果不是相當惡化，不會出現症狀，是非常麻煩的臟器。

臉色不好，容易疲倦，是肝臟疲勞的證明。在罹患肝炎之前，要進行區域刺激，加以緩和。

當然，重點是刺激肝臟區。充分刺激此處，用力揉捏，再刺激膽囊、十二指腸各區。

馬琴德拉姿勢

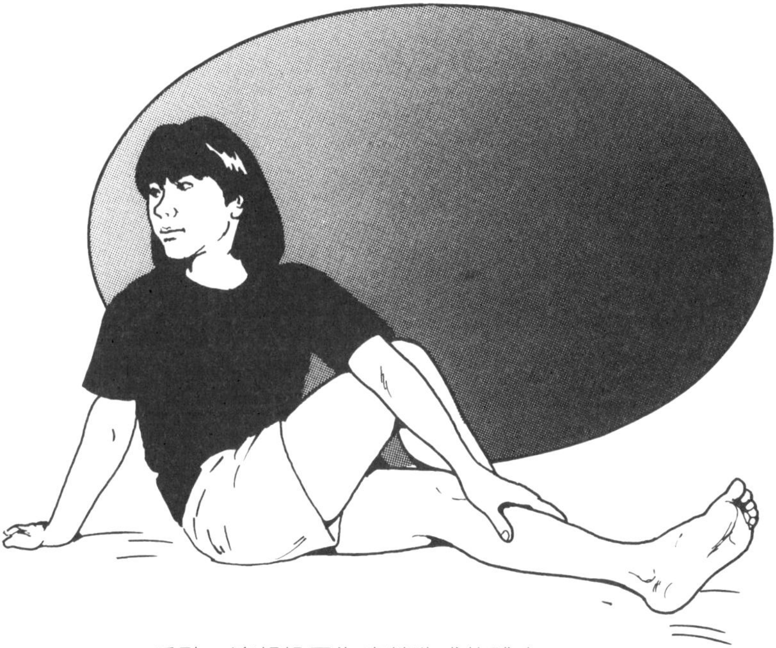

重點一邊想像因為疲勞造成的體內不純物流出體外，一邊進行。

每日注意點

*注意不要吃得過多、喝得過多。
*如果眼白或肌膚發黃，表示肝臟有問題，要立刻接受專門醫師的診察。

【痔瘡】

▼有效的區域刺激

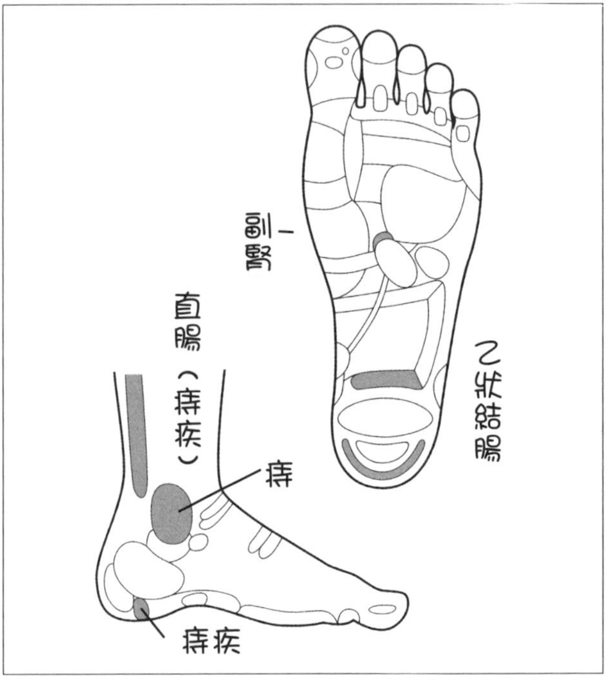

現代人較多見的痔瘡，是因爲以往的生活方式助長了痔瘡。

女性生產後，特別容易出現痔瘡，年輕女性中，也有很多痔瘡患者。

刺激區域是痔瘡的區域。因爲在腳跟，所以很難刺激。可以利用圓頭棒摩擦，或用敲打棒敲打，同時，還要刺激直腸、乙狀結腸、副腎各區。

輕鬆刺激法

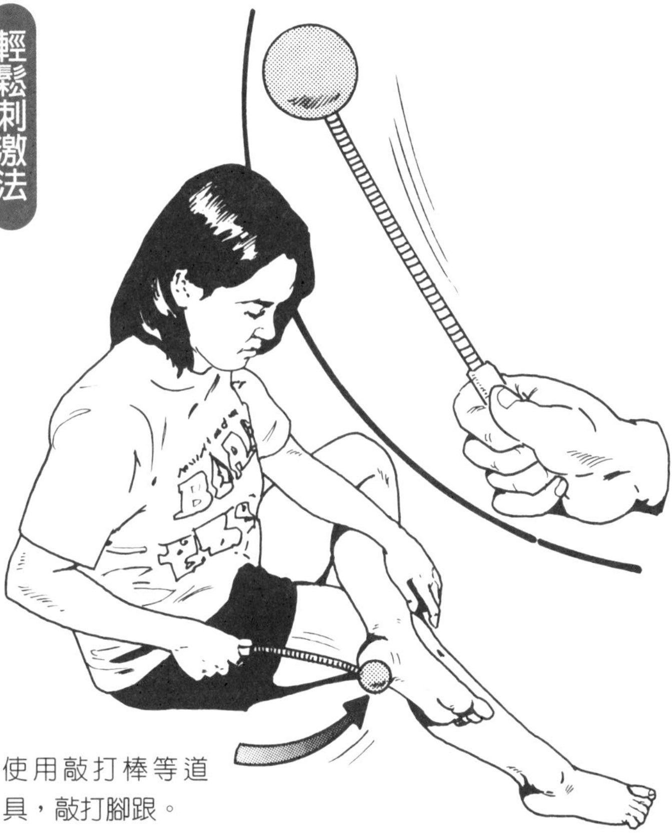

使用敲打棒等道具，敲打腳跟。

每日注意點

＊經常保持肛門清潔。
＊注意不要便秘。
＊坐馬桶時間不要太長。

◆容易出現的腳的問題處理法(2)
(2)

■磨破腳

磨破腳就是鞋子與皮膚摩擦而引起的，容易發生在腳跟周圍，依走路方式不同，有的人會發生在腳的外側。

如果穿合腳的鞋子就不會發生這些問題。穿新鞋的時候，很多人都會磨破腳，事前可以在重要部位貼OK繃，加以預防。

會磨破腳的鞋子，可以鋪上鞋墊等調節鞋子再穿。

磨破腳的患部，要消毒清潔，一旦細菌侵入時，會引起跟腱周圍炎，所以，不要認為是磨破腳而掉以輕心。

腳的趣味雜學

■雞眼、長繭

雞眼會出現圓形、皮膚隆起的狀態，有芯，有時會疼痛。要使用專用的物品，防止疼痛，也可以接受外科處置治療，原因據說是磨破腳造成的。

長繭也是磨破腳的同類，皮膚隆起變硬，通常不會痛，但是，有一些接觸到神經，會產生強烈疼痛感。一旦疼痛時，就要去看專門醫師，如果不痛，則可以放任不管。皮膚隆起，泡澡時可以用專用的銼刀摩擦掉。

用刀子削掉，非常危險，絕對不要這麼做。

【精力減退】

▼從體內創造活力

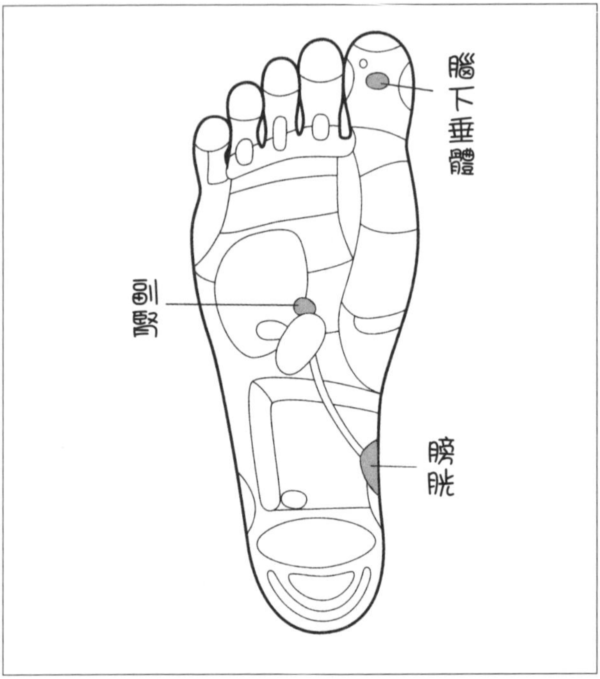

隨著年齡的增長，精力會突然的減退。重要部位無法發揮作用，心有餘而力不足。

尤其陽萎，**年輕男性也可能會發生。幾乎都是心因性的**，大多是因爲煩惱和壓力所引起的。

刺激區域是腦下垂體區，按壓此處，加以刺激。其次要刺激副腎、膀胱各區。對女性而言也是同樣的。

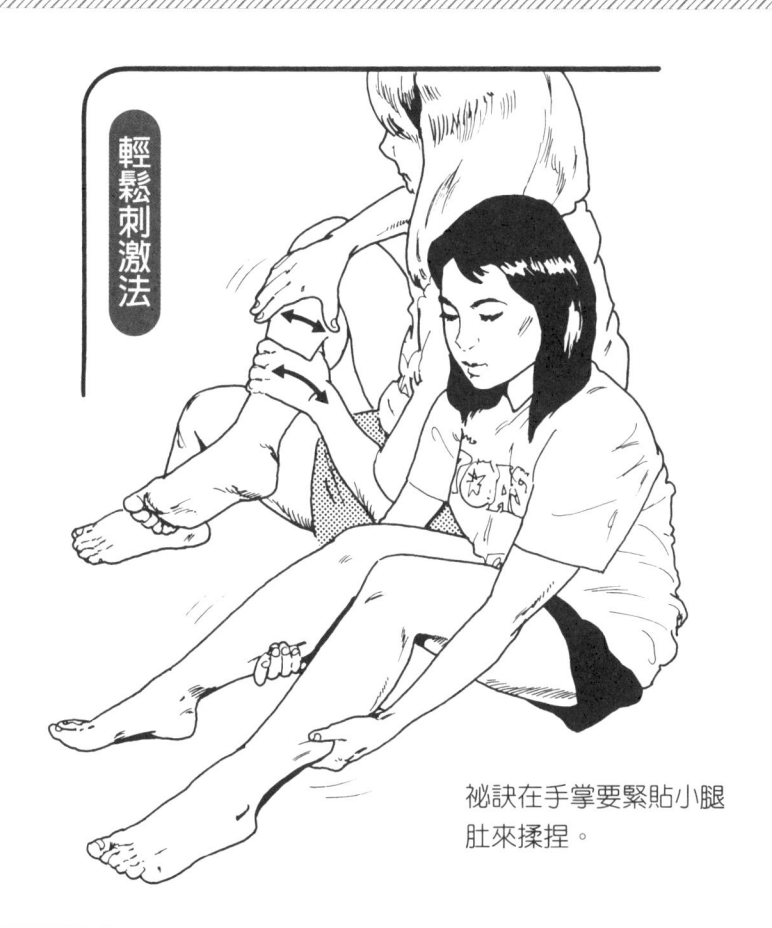

祕訣在手掌要緊貼小腿肚來揉捏。

每日注意點

＊糖尿病等，也可能造成陽萎。要檢查宿疾，去看專門醫師。
＊有時是神經性的疲勞或壓力所造成的原因，都要加以消除。

【提升持續力】

▼中醫學特別重視副腎活性化

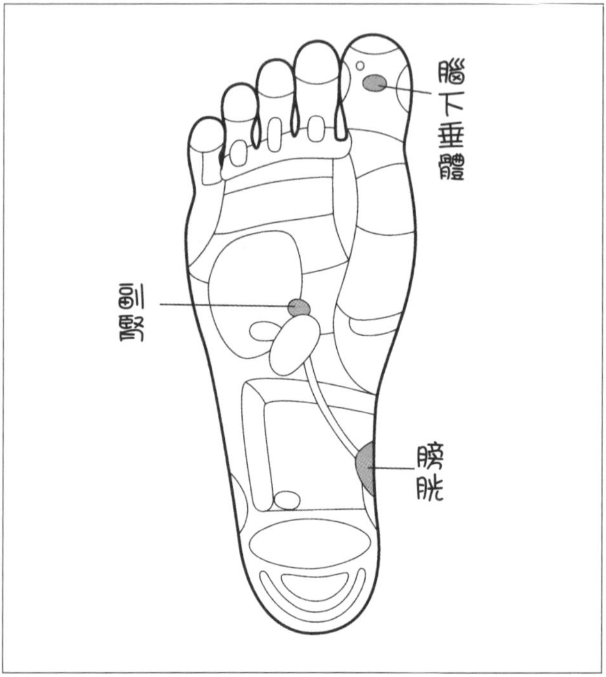

早洩在男性的性煩惱中居於上位。男性打從心底希望持續較長的時間，因此，有些男性會努力地創造精力。

培養持續力和精力減退是同樣的，但是，主要區不同。

刺激區是以副腎爲主，可以用圓頭棒充分按壓此處，給予強弱的刺激。用力壓到疼痛爲止，同時也要刺激膀胱、腦下垂體各區。

回漿姿勢體操

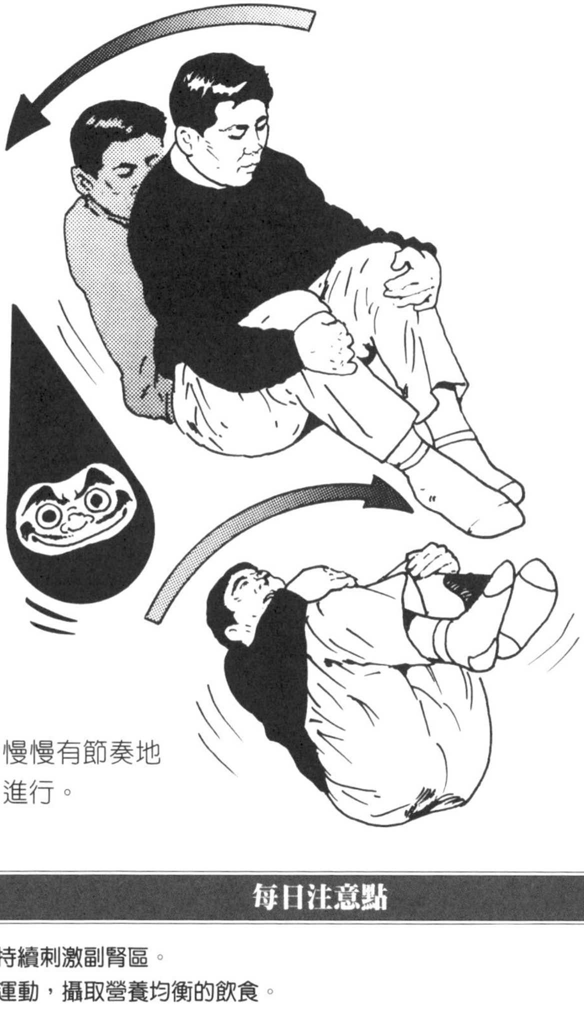

慢慢有節奏地
進行。

每日注意點

＊定期持續刺激副腎區。

＊適度運動，攝取營養均衡的飲食。

終　章

★每天都能簡單的進行！

上海式24小時健康「充滿活力的腳！」

▼腳是健康的鏡子！每天檢查可以防止大病

我們視爲理所當然的走路的動作，使我們忘記了腳的可貴。腳每天爲了你，忙碌的移動，也許你認爲他支撐的只是體重而已。但是，一整天移動，不單是體重，還增加了移動的重量，總計起來大約達到了幾十噸、幾百噸。

每天承受這些重量的腳，當然要注意它的健康才行。腳疼痛時，身體其他部分，也會造成影響，相信你也有這方面的經驗。

例如，腳疼痛時，跛著腳走路，淋巴腺腫脹，連不痛的腳也會變得疼痛。

經常聽人說——老化從腳開始。當**步行不便時，體調不良**。極端地說，當腳這個幫浦的動作遲鈍時，身體的代謝也會遲鈍。

據說參加羅馬、東京兩屆奧運會得到金牌的馬拉松選手阿貝貝，遭遇交通意外事故，下半身不遂，因此，放棄了選手的生活。經常跑跳的阿貝貝，必須坐輪椅生活

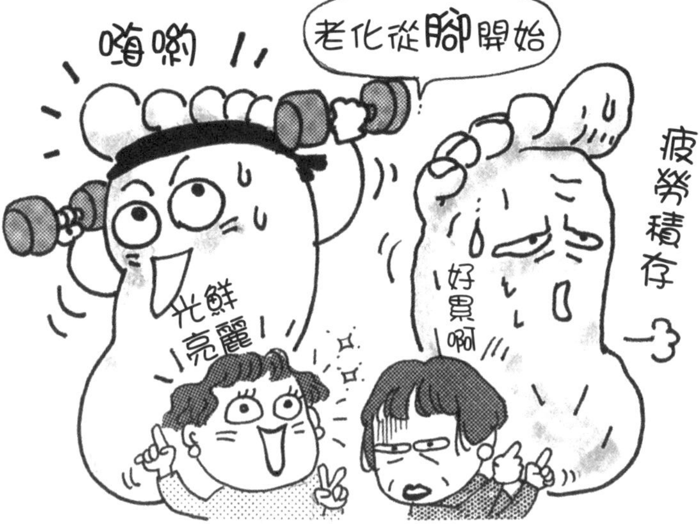

——亦即無法再使用腳了。

對於經常使用腳展現行動的人而言，一旦停止腳的動作，會變成何種情形呢？

是很悲慘的例子。擁有強壯肉體的阿貝貝選手，在三十歲時，就離開了這個世界。

也許這是極端的例子，但是，事實上，不使用腳的確會造成老化。

既然每天移動的腳，腳底一定要非常強韌才行，但是事實上，完全相反。健康的腳是柔軟、有彈性的腳。而且沒有任何骯髒的顏色。擁有美麗顏色才是健康的腳。

中醫學認為血的污濁會出現在腳。也就是當體調產生問題時，腳底會骯髒。即腳底是人體的縮影。

腳如此重要，解放腳是最重要的。充分揉捏腳，使腳放鬆。每天捏腳，進行前面敘述的護理較好。如果腳出現浮腫時，則必須採用對應的捏腳方式。當疲勞積存時，也要加上對應的捏腳方式。藉著上海式捏腳，照顧腳，維持腳的健康。

當然，如果出現身體不快、失調現象時，也必須進行對應捏腳治療。但是，**光是捏腳，不可能治好所有的疾病，所以，要一併接受專門醫師的診斷。**

▼使腳從一天的疲勞中解放出來的簡單健康法

使腳放鬆，能使全身健康——這並不是上海式捏腳才有的特權。放鬆全身縮影的腳的方法有很多。在此爲各位介紹一些方法。當然，和**上海式捏腳一併進行，則能增加幾倍的效果**。

《交互溫冷浴》

就是所謂的「足浴」。準備好溫水和冷水，交互溫熱、冷卻的方法。溫水溫度爲40度左右（最好與體溫相同，爲37～39度）。如果是在冬天，很快就會冷卻了，因此，要準備熱水，加入一些。若是冷水，使用自來水的溫度就可以了。用水的桶裝溫水、冷水，其量的**高度必須到達腳踝處**。

準備好溫水和冷水之後，連腳脖子都要浸泡在內。首先，兩腳放在冷水中，靜止

●這些足浴劑適合這些症狀

橘子皮	2～3個份的橘子皮，放在太陽下曬乾	對於胃不消化、胃灼熱、消除壓力等有效
白蘿蔔葉	葉的部分1～2把，放在太陽下曬乾	對於手腳冰冷症、神經痛、發癢、濕疹等有效
薑	一塊薑擦碎成薑汁	對於血液循環不良、腰痛、風濕等有效
芥末	放入2小匙芥末粉	抑制喉嚨疼痛，使排尿順暢

一分鐘，再移到熱水中，浸泡20分鐘，然後，再移到冷水中，浸泡一分鐘。**腳從冷水中拿出來之後，趕緊用毛巾擦乾**。

這就是交互溫冷浴的作法。能夠去除腳的疲勞，整晚熟睡。

如果在溫水或水中放入硫酸鎂（3大匙）更好。此外，在水中放入上表所示的物品，也有效果。

希望交互溫冷浴**能夠在溫暖的房間進行**。

《繞腳踝》

腳踝有6條經絡通過。這些經絡都與重

要的臟器有關，所以，**刺激腳踝能使內臟活性化**。

腳踝的簡單刺激法就是腳踝朝左右繞。充分繞腳踝，能透過經絡將刺激送到內臟，而且，隨時隨地都能進行。忙碌、沒有空的人也適合做。坐在椅子上或站著都可以進行。

繞腳踝的方法如下

①坐在地上，右腳放在左腳大腿上。身體僵硬，無法保持坐在地面上姿勢的人，可以坐在椅子上。盡可能坐在地面上，效果更大。

②用右手緊緊握住右腳的足脛。

③左手手指嵌入指縫間。

④保持這個姿勢，腳脖子朝右繞50～100次，朝左也繞50～100次。繞的時候要慢慢地繞大圈。

⑤繞完右腳之後，其次，按照同樣的要領繞左腳。

＊**繞的祕訣是交叉著手指和腳趾，緊緊夾住，稍微感覺疼痛即可**。而且，一定要

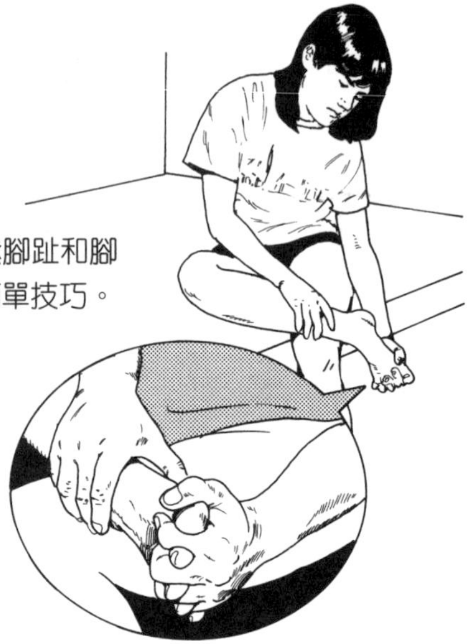

同時放鬆腳趾和腳脖子的簡單技巧。

慢地繞大圈。

繞腳脖子不僅能去除腳和腳脖子的疲勞，而且，能使內臟活性化，使新陳代謝旺盛，能夠迅速去除積存在身體內的疲勞。

除了消除疲勞之外，對於高血壓、低血壓、頸部痠痛、失眠症等也有效。

《伸展跟腱》

跟腱是支撐腳的重要部位。沒有跟腱，腳脖子會鬆動而無法站立。但，跟腱容易積存疲勞，有時會產生疼痛感，是我們容易忽略的部位。

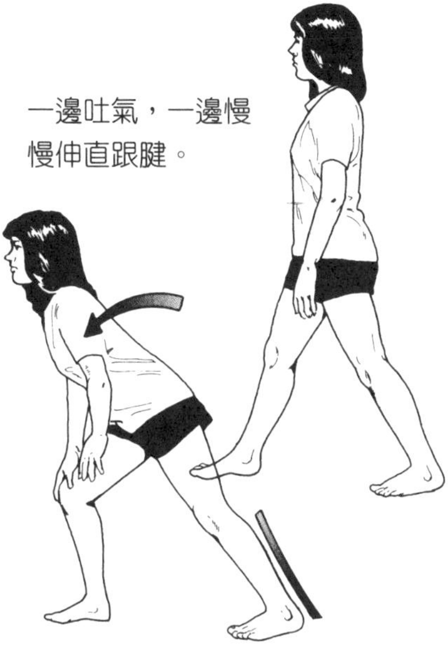
一邊吐氣，一邊慢
慢伸直跟腱。

跟腱是非常強韌的腱，由幾條細小的筋聚集而成粗大的腱。如果受到意想不到的衝擊時，跟腱可能會斷裂。我曾經看過報導，指出運動選手跟腱斷裂。

在疲勞積存的時候，光是扭轉一下都可能使跟腱斷裂。不過，斷裂只是一、兩條筋而已。可是，還是會痛到無法步行，因此，不要一開始就做運動，一定要先伸展跟腱。

平常，如果伸展跟腱，即使疲勞積存，跟腱也不會疼痛。雙手支撐在牆壁上，腳朝前後張開，伸展後腳的跟腱，體重慢慢地置於左右腳，伸展跟腱，你就會發現腳非常地清爽，**睡前在捏腳之前可以進行**。

《踩青竹》

現在非常流行的踩青竹，可以刺激腳底心，是非常合理的運動。**腳底心聚集了內臟的重要區域，只要看腳底區域圖就可以了解了**。能一氣呵成，刺激重要的區域，因此，踩青竹的效果極大。

能產生元氣的「湧泉」穴，在腳底心中央稍上方。踩青竹自然刺激這個穴道，就能消除疲勞，而且，只是踩青竹而已，方法簡單，因而受人歡迎。

如果沒有青竹，使用圓棒也可。用腳將棒子前後滾動，也能得到與踩踏同樣的效果。倘若是高爾夫球，因爲比較小，所以，想要得到強烈刺激時，非常有效。但是，用力踩高爾夫球時，腳底會疼痛，因此，要坐在椅子上，調節力量來踩踏。

總之，**具有消除疲勞的效果**。

扶住牆壁等，保持穩定，腳打開如肩寬。

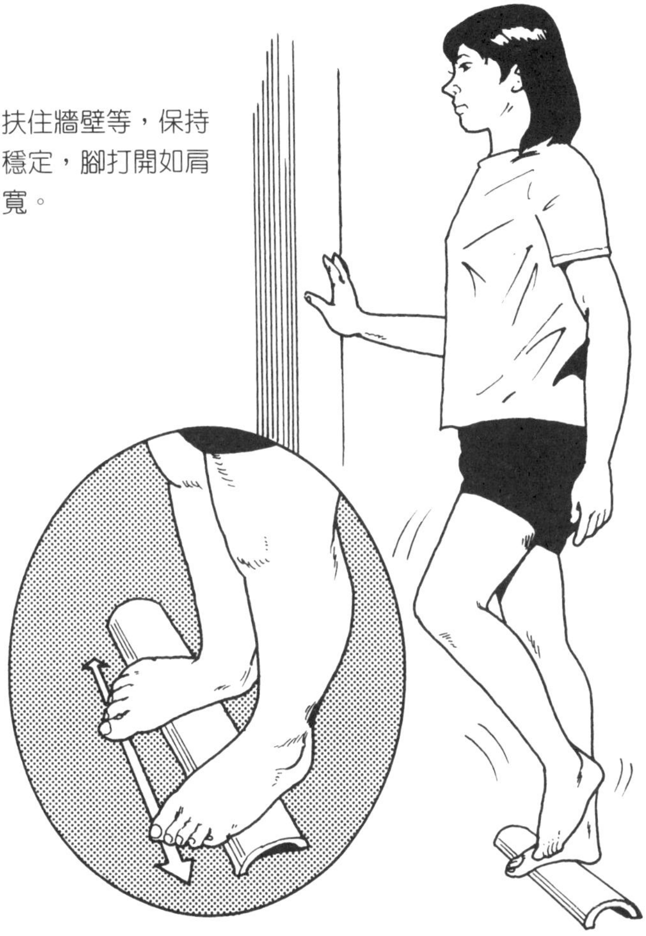

▼使腳底柔軟——這是活力的祕訣

我說過好幾次，腳底是人體的縮影。腳底保持乾淨，有彈力的狀態，我保證這是你得到健康的第一步。

事實上，現代人腳底較硬，呈現不健康的狀態，最大問題就是女性的高跟鞋。高跟鞋是造成女性身體各種失調及煩惱的元兇。像近年來持續增加的外反拇趾這種腳趾的變形，犯人就是高跟鞋。

光是外反拇趾，光是變形，用外科處置就可以了。但是，更可怕的是，穿高跟鞋時，腳會形成不自然的形態，造成各種負擔。首先就是腳趾承受力量。一處承受強大力量時，在無意識當中，爲了取得平衡，會增加膝和腰的負擔。而這個部分就會造成歪斜，發生疼痛，結果造成惡性循環，產生頭痛、肩膀痠痛的毛病。

最近，腎臟的內臟障礙、自律神經失調症、荷爾蒙異常、生理不順、手腳冰冷症……等的毛病，根據美國醫師的報告顯示是因爲高跟鞋所引起的。

那麼，該怎麼做才好呢？

最簡單的做法就是——不要穿高跟鞋。但是，對擁有工作的女性而言，這是很難辦到的事情，所以，要看場合穿鞋子，必須穿高跟鞋的時候才穿高跟鞋，在這段期間前後，亦即在到達目的地之前，或要回家的時候，穿能夠減輕負擔的鞋子，是脫離各種身體不適狀況的一種方法。

此外，還要鍛鍊腳，該怎麼做呢？就是走路。每天走路30分鐘，一個小時，鍛鍊你的腳，刺激腳底，使內臟活性化。

最後就是照顧腳。疲憊的腳不要放任不管，一定要使其清爽——這不光是腳，也是維持健康的祕訣。

上海式捏腳是腳的護理法，**能夠使得每天疲勞的腳清爽，得到解放、輕鬆，結果，能夠睡得很舒服，清醒時覺得爽快——創造一個不知失調為何物的健康體**，是最簡便的方法。

國家圖書館出版品預行編目資料

完全圖解・腳底健康法／健康研究中心主編，初版
新北市：新視野 NewVision，2025. 02
面；　公分--
ISBN 978-626-7610-01-5（平裝）
1.CST：按摩　2.CST：經穴　3.CST：腳
4.CST：健康法
413.92　113018300

完全圖解・腳底健康法

健康研究中心／主編

策　　劃　林郁
出　　版　新視野 New Vision
製　　作　新潮社文化事業有限公司
電話 02-8666-5711
傳真 02-8666-5833
E-mail：service@xcsbook.com.tw

印前作業　東豪印刷事業有限公司
印刷作業　福霖印刷企業有限公司

總 經 銷　聯合發行股份有限公司
新北市新店區寶橋路 235 巷 6 弄 6 號 2F
電話 02-2917-8022
傳真 02-2915-6275

初版　2025 年 02 月